Packiaraj I.
Divakar T. K.
Kiran Kumar N. S.

Fechamento de feridas em cirurgia oral e maxilofacial

Packiaraj I.
Divakar T. K.
Kiran Kumar N. S.

Fechamento de feridas em cirurgia oral e maxilofacial

Uma visão sobre as técnicas de encerramento de feridas

ScienciaScripts

Cover image: www.ingimage.com

This book is a translation from the original published under ISBN 978-620-8-41952-3.

Publisher:
Sciencia Scripts
is a trademark of
Dodo Books Indian Ocean Ltd. and OmniScriptum S.R.L publishing group

120 High Road, East Finchley, London, N2 9ED, United Kingdom
Str. Armeneasca 28/1, office 1, Chisinau MD-2012, Republic of Moldova, Europe
Managing Directors: Ieva Konstantinova, Victoria Ursu
info@omniscriptum.com

Printed at: see last page
ISBN: 978-620-8-60934-4

RECONHECIMENTO

Agradeço a **Deus Todo-Poderoso** as suas bênçãos e a sua graça ao longo da minha vida para atingir objectivos inesperados e avançar para um novo patamar de destino. Aproveito esta oportunidade, com grande privilégio e suprema sinceridade, para exprimir a minha sincera gratidão ao Diretor do Departamento**, Dr. I. Packiaraj**, pela sua paciência, motivação e imensos conhecimentos e sugestões construtivas ao longo do meu estudo.

Gostaria de expressar a minha sincera gratidão e profundo sentido de apreço aos respeitados **Leitores Dr. Georgeno MDS FICOI, Dr. Divakar.T.K MDS** Professores seniores **Dr. Sindhuja Devi MDS, Dr. Kala Bagavathy MDS** Departamento de cirurgia oral e maxilofacial pela sua orientação inspiradora, conselhos valiosos e sugestões construtivas ao longo do meu curso de estudo.

É com o maior prazer que estendo a minha gratidão ao nosso presidente

Dr. Jacob raja MDS, pelo seu valioso apoio e encorajamento constante durante todo o período do meu estudo. É com imenso prazer que transmito a minha profunda gratidão ao nosso respeitado Diretor **Dr. Alex Mathew Muruppel MDS, Dipl, LD. FPFA**, ao Vice-Diretor **Dr. Dinakar MDS**, ao

Vice-Diretor **Dr. J. Johnson Raja MDS**, e aos membros da COMISSÃO DE ÉTICA E DO CONSELHO DE REVISÃO pela permissão, ajuda e orientação durante todo o curso.

Estou grato ao meu colega, **Dr. DEEPAK JOHN A**, pela sua cooperação e apoio. O meu trabalho fica incompleto se não reconhecer os esforços e o apoio dos meus superiores, **Dr. Charumathi S e Dr. Mohnish Francis**. Agradeço aos meus colegas mais velhos, **Dr. Jayamithran Shaji e Dr. Sri Sahana**, e aos meus colegas mais novos, **Dr. Balaji G e Dr. Reethu Vincely**, pela sua ajuda e apoio.

Por último, mas não menos importante, gostaria de expressar os meus sinceros agradecimentos e dedicar este trabalho aos meus pais, **Sr. Surendran N S e Sra. Jeyasri K N**, sem os quais não seria possível percorrer este caminho.

Dr. KIRAN KUMAR N S

Índice

INTRODUÇÃO ... 4

ASPECTOS HISTÓRICOS ... 8

CLASSIFICAÇÃO DAS LESÕES DOS TECIDOS MOLES ... 11

CICATRIZAÇÃO DE FERIDAS ... 23

TIPOS DE CICATRIZAÇÃO DE FERIDAS ... 33

FECHO DA FERIDA ... 43

SUTURA DE FERIDAS ... 47

OUTROS MÉTODOS DE FECHO DE FERIDAS ... 106

CONCLUSÃO ... 113

BIBILIOGRAFIA ... 115

INTRODUÇÃO

A resposta dos tecidos à lesão constitui a base da prática cirúrgica. De facto, de um ponto de vista biológico, a lesão dos tecidos e as suas sequelas estão na origem da maioria dos problemas médicos gerais. A cicatrização de feridas é um processo complexo e dinâmico, em que o ambiente da ferida muda consoante o estado de saúde do indivíduo. Para aplicar os princípios do tratamento de feridas crónicas, é necessário um conhecimento profundo dos princípios básicos da fisiologia da cicatrização de feridas. A compreensão da cicatrização de feridas a vários níveis - bioquímico, fisiológico, celular e molecular - fornece ao cirurgião uma estrutura para basear as decisões clínicas destinadas a otimizar a resposta de cicatrização.

Qualquer rutura na continuidade da pele é designada por ferida. Foi definida como uma "perturbação das estruturas e funções anatómicas normais". Na patologia quotidiana, as feridas continuam a ser um problema clínico difícil, com complicações precoces e tardias que constituem uma causa frequente de morbilidade e mortalidade [1]

A cicatrização de feridas é um processo complexo, mas geralmente ordenado. Ondas sequenciais de tipos de células especializadas começam por limpar a lesão inicial e depois constroem progressivamente o suporte para preencher qualquer defeito resultante. Os eventos são orquestrados por uma interação de factores de crescimento solúveis. Independentemente da causa da lesão tecidular, é iniciado um processo estereotipado que, se puder prosseguir sem impedimentos, actua para restaurar a integridade do tecido. Este processo é designado por cicatrização de feridas.

A ferida que cicatriza é uma expressão evidente de uma sequência intrincada e fortemente coreografada de respostas celulares e bioquímicas direcionadas para a restauração da integridade dos tecidos e da capacidade funcional após uma lesão. Embora a cicatrização culmine sem intercorrências na maioria dos casos, uma variedade de factores intrínsecos e extrínsecos pode impedir ou facilitar o processo. A compreensão do processo de cicatrização de feridas a vários níveis - bioquímico, fisiológico, celular e molecular - fornece ao cirurgião uma estrutura para basear as decisões clínicas destinadas a otimizar a resposta de cicatrização.

Ferida - É uma lesão de um tecido vivo; uma interrupção forçada da continuidade de qualquer tecido (GPT-2001). A lesão do tecido pode resultar em morte celular e destruição do tecido. A cicatrização é a resposta do corpo à lesão, numa tentativa de restaurar a estrutura e a função normais.[1] O processo de cicatrização envolve dois processos distintos:

Regeneração - quando a cicatrização ocorre através da proliferação de células parenquimatosas e geralmente resulta na restauração completa dos tecidos originais.

Reparação - quando a cicatrização ocorre através da proliferação de elementos do tecido conjuntivo, resultando em fibrose e cicatrização. Por vezes, ambos os processos ocorrem em simultâneo.

Cicatrização - O processo de reparação ou regeneração de tecidos lesionados, perdidos ou tratados cirurgicamente (GPT-2001).

Embora a cicatrização de feridas seja um processo bastante ordenado, o tempo necessário para a sua conclusão depende do tamanho e do volume do local da ferida, da disponibilidade de elementos de tecido adequados no tecido adjacente não danificado e de outros factores. Com base em observações da cicatrização em feridas experimentais de incisão e excisão, principalmente na pele, a sequência de cicatrização é normalmente dividida em três fases sobrepostas

1) Inflamação

2) Formação de tecido de granulação

3) Formação e remodelação da matriz.

De acordo com a descrição clássica da cicatrização de feridas, inicialmente há uma reparação temporária caracterizada pela formação de um coágulo nos tecidos feridos. As células inflamatórias, seguidas dos fibroblastos e das células endoteliais, invadem o coágulo para formar um tecido de granulação, enquanto as células epiteliais migram para cobrir as superfícies desnudadas. Finalmente, a maturação da matriz do tecido de cicatrização é observada ao longo da contração ou cicatrização. É importante mencionar que estas várias fases de cicatrização de feridas se sobrepõem um pouco no tempo. A prática cirúrgica maxilofacial envolve frequentemente o encerramento de feridas que podem ser traumáticas ou incisões cirúrgicas. Atualmente, as opções para o encerramento de feridas são numerosas e vão desde materiais de sutura (reabsorvíveis e não reabsorvíveis) a materiais não suturais1 , como cianoacrilatos, cola de fibrina e fitas adesivas. No entanto, a sutura continua a ser o método de encerramento de feridas mais comummente utilizado na cirurgia intra-oral, cujos objectivos incluem o seguinte: reaproximação anatómica dos tecidos, hemostase e prevenção da contaminação da ferida através de microinfiltração ou aprisionamento de alimentos. Além disso, para vários procedimentos cirúrgicos, a sutura tem de proporcionar uma vedação tecidular ideal que impeça a infeção dos implantes ou enxertos subjacentes. Atualmente, estão a ser utilizados numerosos materiais de sutura que variam em termos de estrutura e composição para o encerramento de feridas intra-orais. Estes requerem a colocação de nós para fixar o material de sutura aos tecidos [3].

Assim, nesta dissertação de biblioteca foi feita uma tentativa de recolher a literatura disponível relativa ao encerramento de feridas relacionado com várias modalidades de tratamento periodontal.

ASPECTOS HISTÓRICOS

Em 1700 a.C., o Papiro de Smith descreveu pela primeira vez as feridas. Empiricamente, os médicos antigos do Egito, Grécia, Índia e Europa desenvolveram métodos suaves de tratamento de feridas, incluindo a necessidade de remover corpos estranhos, suturar, cobrir as feridas com materiais limpos e proteger os tecidos feridos de agentes corrosivos. Durante o século XIV, com o aumento da frequência das feridas de bala, surgiu uma nova era de "ajudar as feridas a sarar". A aplicação de óleo a ferver, de cautério quente e de água a escaldar substituiu a lavagem suave com água fervida morna e a aplicação de pomadas suaves. Em meados do século XVI, Ambroise Pare, o grande cirurgião do exército francês, redescobriu os métodos suaves de cicatrização de feridas. John Hunter, William Stewart, Halsted, Alexis, são alguns dos grandes biólogos clínicos que demonstraram que minimizar a lesão dos tecidos produz uma cicatrização rápida e eficaz [1].

Os primeiros tratamentos para as feridas consistiam em bálsamos ou tinturas de ervas, com aplicação de folhas ou ervas como ligaduras. As pomadas eram feitas a partir de uma grande variedade de substâncias animais, vegetais e minerais. Durante a Idade Média, acreditava-se que o pus era necessário para a cicatrização; por conseguinte, foram utilizados vários agentes para promover a supuração. Os avanços nos campos da anestesiologia e da cirurgia durante os últimos dois séculos levaram ao desenvolvimento de muitas das práticas que prevalecem atualmente. Estes avanços baseiam-se no desbridamento e limpeza completos das feridas e na utilização de técnicas assépticas de encerramento das feridas. Só recentemente é que o tratamento de feridas foi investigado de forma sistemática em laboratório e em contextos clínicos [2].

História dos materiais de sutura A técnica de fechar feridas por meio de agulha e fio tem vários milhares de anos. A história das suturas cirúrgicas remonta ao antigo Egito, e a literatura do período clássico contém várias descrições de técnicas cirúrgicas que envolvem suturas. Antes de o catgut se tornar o material de sutura cirúrgica padrão no final do século XIX, foram seguidos muitos caminhos diferentes para encontrar um material adequado para suturas e ligaduras. Os materiais experimentados incluíam fios de ouro, prata e aço, seda, linho, cânhamo, linho, casca de árvore, pelo animal e humano, cordas de arco e cordas de tripa de ovelha e de cabra. No início do século XIX, os fios metálicos foram testados como material de sutura. Nessa altura, a inércia de um material em relação aos tecidos do corpo era considerada uma vantagem. No entanto, os fios metálicos apresentavam grandes desvantagens: a sua rigidez dificultava a atadura e podia facilmente resultar na rutura do nó; além disso, a supuração dos bordos da ferida ocorria frequentemente [1-6].

Estas experiências negativas com metal contribuíram para o estabelecimento da seda como o material de sutura número um. As feridas cosidas com seda cicatrizavam em poucos dias e o pequeno nó não causava problemas. Por estas razões, a maioria dos cirurgiões da altura escolheu a seda para suturas e ligaduras de vasos. Uma mudança fundamental na avaliação dos materiais de sutura seguiu-se à publicação, em 1867, da investigação de Lister sobre a prevenção da supuração de feridas. Com base nos trabalhos de Koch e Pasteur, Lister concluiu que a supuração de feridas podia ser evitada através da desinfeção de suturas, pensos e instrumentos com ácido carbólico. Inicialmente, Lister utilizou a seda como material de sutura, partindo do princípio de que era absorvível e, por conseguinte, também podia ser utilizada para ligaduras. Mais tarde, procurou um material mais rapidamente absorvível e, consequentemente, começou a utilizar catgut. O catgut é produzido a partir de tecido conjuntivo animal, em particular da serosa sub bovina. Ao longo dos anos, verificou-se gradualmente que os animais nascidos e criados na América do Sul eram os mais adequados, uma vez que tinham o menor teor de gordura graças às suas condições naturais de criação. A utilização da tripa de gato nunca foi posta em causa até ao aparecimento da BSE no início do século XXI. Nessa altura, já tinham sido desenvolvidos produtos alternativos. Trata-se dos materiais de sutura absorvíveis fabricados sinteticamente, que substituíram largamente o catgut na Europa. No entanto, o catgut continua a desempenhar um papel importante no tratamento de feridas em todo o mundo. Foi testada uma grande variedade de métodos de esterilização em várias alturas. Atualmente, as suturas são esterilizadas principalmente por óxido de etileno ou irradiação gama. Em resposta às exigências da cirurgia moderna e graças aos esforços dos utilizadores e fabricantes ao longo das últimas décadas, foi desenvolvida uma grande variedade de suturas [7,8].

CLASSIFICAÇÃO DAS LESÕES DOS TECIDOS MOLES [16]

As lesões dos tecidos moles podem ser classificadas em várias categorias:

(A) COM BASE NO MECANISMO DAS LESÕES [16]

(I) Lesões mecânicas ou físicas:

- Quando a lesão é causada por uma força bruta:

    1. Abrasões
    2. Contusões
    3. Lacerações

- Quando a lesão é causada por uma força cortante:

    1. Feridas com incisões
    2. Cortar feridas
    3. Feridas de esfaqueamento/perfuração

(II) Lesões térmicas:

- Devido ao frio excessivo: por exemplo, queimaduras pelo frio
- Devido ao calor húmido: por exemplo, queimaduras e escaldões

(III) Lesões químicas:

Devido a ácidos e álcalis corrosivos

(IV) Diversos:

Eletricidade, raios, etc.

(V) Explosões:

Ferimentos causados por explosões

(B) CLASSIFICAÇÃO JURÍDICA

1. Lesões **simples** dos tecidos **moles** sem grande perda de tecido e que podem ser

geridas de forma conservadora . Cicatrizam rapidamente sem qualquer deformidade permanente.

2. **Ferimentos graves - descritos** na Secção 320 do Código Penal Indiano como quaisquer ferimentos que ponham em perigo a vida e causem desfiguração ou deformidades graves, como perda permanente de audição, perda de visão e ferimentos graves na cabeça. A fratura ou perda de um dente na sequência de um golpe numa situação de violência interpessoal é também considerada uma lesão grave e penalizada pelo tribunal. Estas lesões curam-se lentamente e de forma incompleta.

3. **Perigosas - as** lesões graves que põem em perigo a vida imediatamente após o impacto

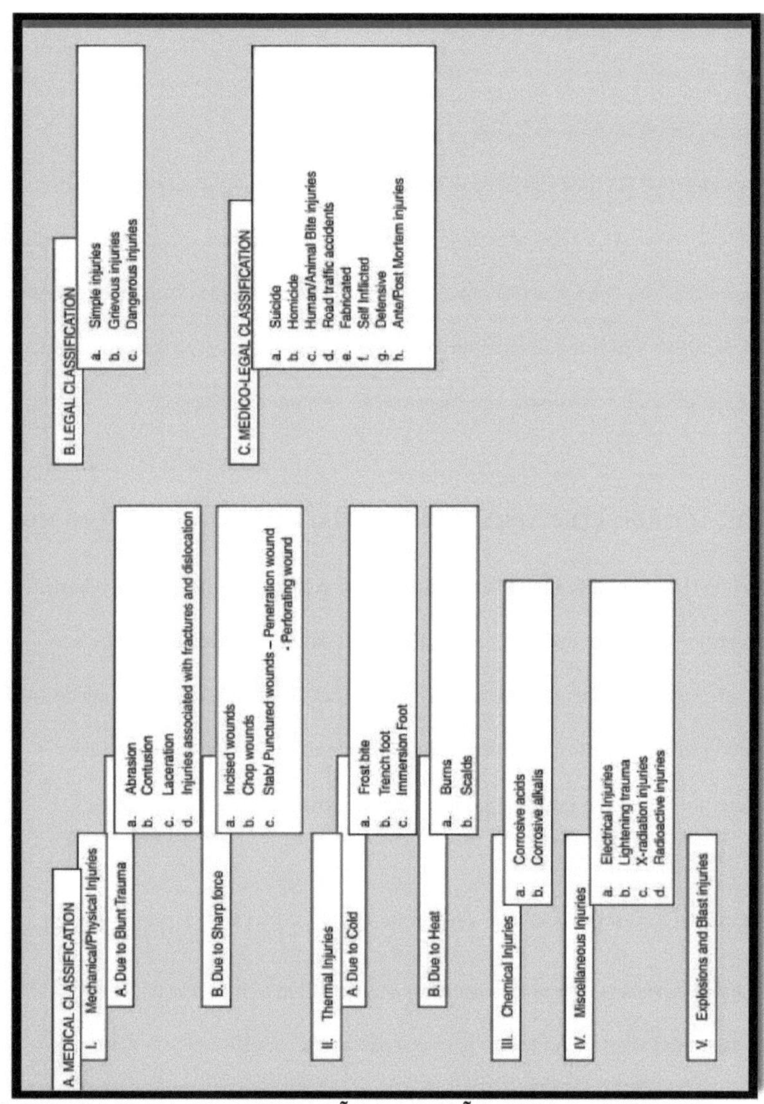

(C) COM BASE NA COMUNICAÇÃO DA LESÃO COM O AMBIENTE EXTERNO

Ferida fechada: Apenas os tecidos e/ou estruturas subjacentes são danificados sem romper a pele. Exemplos de feridas fechadas incluem hematomas, contusões e lesões por esmagamento. Estes tipos de feridas não são contaminados e, por isso, curam-se por si próprios sem quaisquer sequelas.

Feridas abertas: Há uma rutura na pele, que expõe as estruturas subjacentes ao ambiente externo. As feridas abertas incluem lacerações simples e complexas, avulsões, punções, abrasões, tatuagens acidentais e corpos estranhos retidos com tendência para cicatrizar. Estas lesões requerem uma exploração e desbridamento extensos, seguidos de um regime de antibióticos para uma cicatrização sem intercorrências.

(D) DE ACORDO COM A(S) SUBUNIDADE(S) FACIAL(AIS) ENVOLVIDA(S)

As principais subunidades estéticas do rosto são o couro cabeludo, a testa, o nariz, a região periorbital, a bochecha, a região perioral, o pavilhão auricular e o pescoço [4]. Estas subunidades estéticas faciais principais são ainda divididas em subunidades mais pequenas por localização. As subunidades individuais devem ser reconstruídas individualmente, uma a uma, de modo a obter uma boa estética.

(E) COM BASE EM LESÕES ADICIONAIS NAS ESTRUTURAS CONEXAS

(a) **Lesões nervosas - As** lesões nervosas são mais frequentemente encontradas em casos de feridas abertas. As lesões nervosas são ainda classificadas em neuropraxia, axonotmese e neurotmese (classificação de Seddon das lesões nervosas [5]). Sunderland [6] reviu ainda mais esta classificação das lesões nervosas com base no grau histológico da lesão nervosa. Deve ser feita uma avaliação cuidadosa dos componentes sensoriais e motores dos nervos na região envolvida para um tratamento adequado. As lesões do nervo mais frequentemente encontradas na região maxilofacial são o nervo facial e o nervo trigémeo.

(b) **Lesões das artérias e das veias - A** face é uma região altamente vascularizada, em que mesmo uma pequena lesão conduz a uma hemorragia significativa. Qualquer ferimento na região maxilofacial deve ser tratado o mais rapidamente possível num contexto de urgência, devido à possibilidade de lesão da extensa rede vascular, que exige hemostase.

(c) **Lesões do ducto parotídeo - observadas** em casos de lacerações profundas na bochecha, na região do ducto parotídeo. Se não for diagnosticada e tratada, esta lesão pode levar a sequelas incómodas de fístula parotídea. Suspeita-se de lesão do ducto parotídeo se a laceração envolver uma linha imaginária que une o trago da orelha ao lábio superior. Nestes casos, é efectuada uma exploração para avaliar a lesão e a sutura deve ser feita com um stent para estabelecer a permeabilidade do canal.

(F) CLASSIFICAÇÃO DE FERIDAS DE RANK E WAKEFIELD[7]

(a) **Feridas limpas - As** feridas que são infligidas por instrumentos afiados, como lâminas cirúrgicas, e que não contêm tecido desvitalizado são chamadas limpas. Estas feridas são fechadas de preferência. São exemplos as incisões cirúrgicas, os cortes de vidro e as feridas de faca.

(b) **Feridas desarrumadas** - As feridas **desarrumadas** resultam de esmagamento, rasgamento, avulsão, lesão vascular ou queimaduras e contêm tecido desvitalizado. Estas feridas devem ser tratadas através da excisão da ferida. O tecido desvitalizado é excisado e a ferida desarrumada é convertida numa ferida arrumada antes de se conseguir um encerramento adequado. As probabilidades de infeção são elevadas se forem geridas de forma inadequada.

(G) CLASSIFICAÇÃO CDC DE FERIDAS CIRÚRGICAS

Uma ferida cirúrgica é uma ferida criada por incisões e colocação de drenos durante as cirurgias. As feridas cirúrgicas podem ser classificadas em quatro categorias diferentes, consoante a carga bacteriana, o risco de infeção e a localização da ferida no corpo.

Classe I: **Feridas limpas**. Não apresentam sinais de infeção ou inflamação. Envolvem frequentemente o olho, a pele ou o sistema vascular. São frequentemente devidas a traumatismos não penetrantes (sem corte).

Classe II: **Feridas limpas e contaminadas**. Embora a ferida possa não apresentar sinais de infeção, corre um risco acrescido de ser infetada devido à sua localização. Por exemplo, as feridas cirúrgicas no trato respiratório, como a orofaringe e o trato gastrointestinal, podem ter um risco elevado de infeção.

Classe III: **Ferida contaminada**. Uma ferida cirúrgica em que um objeto exterior entrou em contacto com a pele e tem um risco elevado de infeção. Por exemplo, um ferimento de bala pode contaminar a pele à volta do local onde ocorre a reparação cirúrgica.

Classe IV: **Feridas sujas, contaminadas ou infectadas**.

As feridas que foram expostas a material fecal e têm uma carga bacteriana elevada. Esta classificação de feridas orienta a escolha do tratamento adequado, bem como ajuda a prever a forma e a função pós-reparação.

LESÕES COMUNS DOS TECIDOS MOLES[16]

A apresentação clínica comum das lesões dos tecidos moles inclui abrasões, contusões e lacerações.

1. **Abrasões** (também conhecidas como erupção cutânea com cascalho) - É a destruição apenas da camada superficial da pele. É causada por forças de fricção que são suficientemente leves para erodir apenas a camada superficial da epiderme. Podem ser arranhões ou abrasão linear, abrasão por raspagem ou deslizamento, abrasões por pressão e abrasões por impacto. A cicatrização das abrasões dá-se a partir da periferia da ferida em direção ao centro através do crescimento de novas células epiteliais. A ferida apresenta uma cor vermelha viva durante as primeiras 12-24 horas devido ao extravasamento de sangue, que seca e forma uma crosta vermelha. Após 2-3 dias, forma-se uma crosta castanha-avermelhada. Após 4-7 dias, o epitélio cresce e cobre o defeito sob a crosta, o que lhe confere um aspeto castanho-escuro a preto-acastanhado. Ao fim de 7 dias, a crosta seca e acaba por cair, deixando por baixo uma área despigmentada de cor rosada brilhante, que atinge a sua pigmentação normal gradualmente ao longo de um período de tempo.
2. **Contusões (hematomas) -** Trata-se de uma efusão de sangue nos tecidos, devido à rutura de pequenos vasos sanguíneos no local do impacto. Não há destruição da camada superficial da pele. Os subtipos são (a) intradérmico, (b) subcutâneo e (c) profundo. Um hematoma cicatriza através da desintegração do sangue extravasado. Os glóbulos vermelhos da ferida são hemolisados e a molécula de hemoglobina é decomposta em hemossiderina, hematoidina e bilirrubina pela ação de enzimas.

Este tipo de lesão demonstra uma mudança na cor da ferida de acordo com o tempo decorrido após a lesão: vermelho no momento da lesão, azul dentro de algumas horas a 3 dias, e preto-azulado a castanho devido à deposição de hemossiderina das hemácias extravasadas, ao 4º dia. Em 5-6 dias, a ferida aparece esverdeada devido à desintegração da hemoglobina em hemossiderina. Entre 7 e 12 dias, a ferida apresenta-se amarela devido à presença de bilirrubina, que é o produto final da desintegração da hemoglobina. A ferida parece normal em 2 semanas. Os vários factores que afectam a cor da contusão incluem a profundidade da hemorragia, a quantidade de sangue extravasado e a cor da pele sobrejacente.

3. **Laceração -** É o rasgão ou fissura da pele, mucosa, músculo ou órgãos internos produzido pela aplicação de uma força contundente a uma superfície ampla, que esmagou ou esticou os tecidos para além dos limites da sua elasticidade. Podem ser lacerações por fenda, lacerações por estiramento, lacerações por cisalhamento e lacerações por corte.
4. **Ferida incisa -** A ferida é mais comprida do que profunda. É causada pela pressão e fricção de qualquer objeto afiado contra os tecidos moles.
5. **Feridas de corte (slash wounds) -** São feridas profundas e maiores, com abertura, causadas por um golpe com o gume afiado de uma arma pesada, como um machado ou um cutelo.
6. **Ferida de esfaqueamento ou perfuração -** Produzida quando a força é exercida ao longo do eixo longo de um objeto estreito ou pontiagudo, como faca, espada, cinzel, tesoura, prego, agulha, lança, seta, chave de fendas, etc., nas profundezas do corpo. Este tipo de ferida é mais profundo do que o seu comprimento e largura. Podem ser dos seguintes tipos

(a) **Ferimentos penetrantes -** Quando um objeto perfura a pele e entra numa cavidade do corpo ou numa víscera, criando uma via de entrada localizada que deixa uma ferida aberta. Na região da cabeça e do pescoço, este tipo de ferimentos deve ser avaliado em termos de vias aéreas superiores e hemorragia, uma vez que ocorre um traumatismo direto das estruturas vitais, juntamente com fracturas dos ossos faciais. Deve ser efectuada uma exploração cuidadosa das feridas e devem ser removidos quaisquer detritos impactados antes do encerramento.

(b) **Feridas perfurantes ou feridas de punção** - Produzidas quando o objeto entra no corpo por uma superfície e sai por outra superfície sem causar grande perda de tecido. A ferida de entrada é maior, com bordos invertidos, e a ferida de saída é mais pequena, com bordos evertidos. São consideradas feridas estéreis.

7. **Lesão** por esmagamento - Uma lesão por esmagamento ocorre normalmente quando a parte do corpo é esmagada entre dois objectos pesados e contundentes. Os casos de traumas mais graves apresentam este tipo de lesão. As lesões por esmagamento têm bordos irregulares, quantidades variáveis de tecido desvitalizado e, por vezes, perda de tecido.

8. **Lesões por avulsão -** Envolvem uma perda significativa de tecido. A avulsão pode ser considerada uma forma muito grave de abrasão, em que todas as camadas da pele são arrancadas e as estruturas subjacentes ficam grosseiramente expostas. O termo avulsão também pode significar a perda completa de uma pequena parte do corpo, como a pálpebra, a ponta do dedo, parte da orelha, etc.

Queimaduras - As queimaduras são lesões nos tecidos causadas por calor, fricção, eletricidade, radiação ou produtos químicos. A maioria das queimaduras é provocada por objectos quentes (incluindo fluidos) e pelo fogo. As queimaduras causam danos graves na pele, provocando a morte das células. As queimaduras são lesões altamente dolorosas que requerem um tratamento específico, distinto de outras lesões, consoante o grau de queimadura. A apresentação clínica das queimaduras depende em grande medida da profundidade da lesão. As queimaduras superficiais (primeiro grau) estão confinadas à epiderme. Caracterizam-se por dor intensa, secura e vermelhidão da pele. As queimaduras superficiais de espessura parcial (segundo grau) estendem-se até à derme papilar. A pele é húmida e vermelha e fica branca com a pressão. As bolhas são comuns neste tipo de lesão. As queimaduras de espessura parcial profunda estendem-se até à derme reticular. A pele está seca e aparece amarela ou branca com um mínimo de bolhas. As queimaduras de espessura total que se estendem a toda a profundidade da derme são classificadas como de 3º grau. Trata-se de lesões muito graves. A pele fica rígida, coriácea e castanha, mas a dor não é uma caraterística comum. As queimaduras de quarto grau envolvem a carbonização da pele e afectam as estruturas mais profundas, como a gordura e o músculo. A pele fica seca, preta e indolor.

GESTÃO DE LESÕES DOS TECIDOS MOLES[16]

Os princípios de gestão das lesões dos tecidos moles incluem o controlo da hemorragia, a irrigação abundante da ferida, o desbridamento do tecido desvitalizado e a remoção de corpos estranhos antes do encerramento.

(a) **Controlo da hemorragia -** A perda de **sangue** é minimizada através da aplicação de pressão local com as mãos e pensos de pressão. A ferida deve ser examinada minuciosamente com sucção, irrigação e dissecção meticulosa para identificar o vaso agressor, se houver. Se a pressão local não conseguir obter hemostasia, podem ser utilizados agentes hemostáticos locais. A anestesia local com adrenalina ajuda no controlo da dor e da hemorragia através da sua ação vasoconstritora. Se a exsudação generalizada continuar a dificultar a capacidade do cirurgião para fechar a ferida, podem ser administradas medidas sistémicas como vitamina K injetável, ácido tranexâmico ou etamsilato, desde que as análises sanguíneas (INR, BT, TC) estejam dentro dos limites normais.

(b) **A irrigação abundante** serve para diluir e lavar a contaminação presente numa ferida. Todas as feridas grosseiramente contaminadas devem ser irrigadas abundantemente com solução salina estéril. Os fluidos podem ser aquecidos a 37 °C para promover a atividade celular. O produto de limpeza não deve ser tóxico e deve ter um pH neutro. Os sabões alcalinos devem ser evitados. Os anti-sépticos não são geralmente recomendados para a limpeza. São aplicados na ferida após a sua limpeza. O antissético mais frequentemente utilizado é a solução de iodopovidona a 10%. Uma solução alternativa para este efeito é a cetrimida a 15% em combinação com gluconato de clorexidina a 1,5%.

(c) **A profilaxia antibiótica de largo espetro** justifica-se em feridas grosseiramente contaminadas e feridas por mordedura e em doentes imunocomprometidos.

(d) **Vacinação contra o tétano** [8]-A prevenção da infeção local da ferida, especialmente em lesões por esmagamento, feridas contaminadas e feridas por mordedura, é uma preocupação fundamental. A profilaxia do tétano no tratamento de feridas é necessária de acordo com os protocolos internacionais aceites.

(e) **Excisão da ferida** (também conhecida como **desbridamento da ferida** ou

higienização da ferida) - Desbridamento seriado de feridas contaminadas e desarrumadas, efectuado para remover todos os tecidos necróticos, como músculos, tendões e fáscia desvitalizados e fragmentos ósseos cominuídos que perderam a cobertura de tecido mole do periósteo e estão pendurados na ferida, de modo a ajudar a uma cicatrização óptima e sem intercorrências. As margens contundentes da pele também são excisadas com uma tesoura afiada e as margens da ferida são renovadas. A limpeza de qualquer ferida deve ser efectuada de forma sistemática, por camadas, da superficial à profunda.

(f) **Encerramento - De um modo geral**, as lesões dos tecidos moles faciais devem ser encerradas o mais cedo possível. O encerramento primário de uma ferida deve ser concluído nas 8 horas seguintes à lesão, sempre que possível [9]. A intervenção e o encerramento precoces diminuem o risco de infeção, bem como optimizam o resultado funcional e cosmético. Devem ser respeitados os princípios básicos da sutura, que incluem a aproximação precisa e a eversão dos bordos da pele, a prevenção de tensão excessiva e o encerramento por camadas para evitar espaços mortos e a acumulação de fluidos. Se existirem aberturas nas margens laceradas ou perda de tecido que não possa ser fechada primariamente, o tecido pode ser gerido através de um penso regular e deixado cicatrizar secundariamente. As cirurgias de revisão para melhorar a estética e a função são efectuadas após um mínimo de 9 meses.

(g) **Reconstrução** [10]- Realizada em casos de lesões degloving extensas. Existem várias opções para a reconstrução de tecidos moles com retalhos. Desde retalhos locais, regionais, distantes e retalhos microvasculares livres, dependendo do tipo, localização e extensão da lesão.

CICATRIZAÇÃO DE FERIDAS [11,12]

Todas as feridas em cicatrização passam por uma série de etapas bem definidas durante o processo de reparação/regeneração após a lesão. A sequência da cicatrização (Figura 6) é normalmente dividida em três fases que se sobrepõem (Fig. 1.1):

1. Inflamação
2. Formação de tecido de granulação
3. Formação e remodelação da matriz

Fase I: A Fase Inflamatória [12]

A fase inflamatória (Fig.1.2) começa no momento em que ocorre a lesão tecidular e, na ausência de factores que prolonguem a inflamação, dura 3-5 dias. Tem duas fases: **vascular** e **celular**. Os eventos vasculares iniciam-se com uma vasoconstrição inicial dos vasos rompidos como resultado do tónus vascular normal.

A vasoconstrição diminui o fluxo sanguíneo para a área da lesão, promovendo a coagulação do sangue.

Em poucos minutos, a histamina e as prostaglandinas elaboradas pelos glóbulos brancos provocam vasodilatação e abrem pequenos espaços entre as células endoteliais, o que permite a fuga de plasma e a migração de leucócitos para os tecidos intersticiais. A fibrina do plasma transudado causa obstrução linfática e o plasma transudado, auxiliado por linfáticos obstruídos, acumula-se na área da lesão, funcionando para diluir os contaminantes. Esta acumulação de líquido é designada por edema.

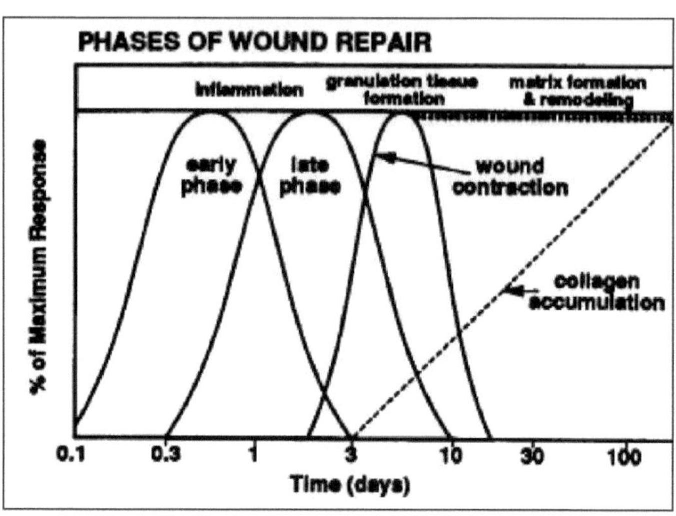

Fig. 1.1. Tabela temporal esquemática da reparação de feridas dividida em fase inicial e fase tardia da inflamação, fase de formação de tecido de granulação e fase de formação e remodelação da matriz.

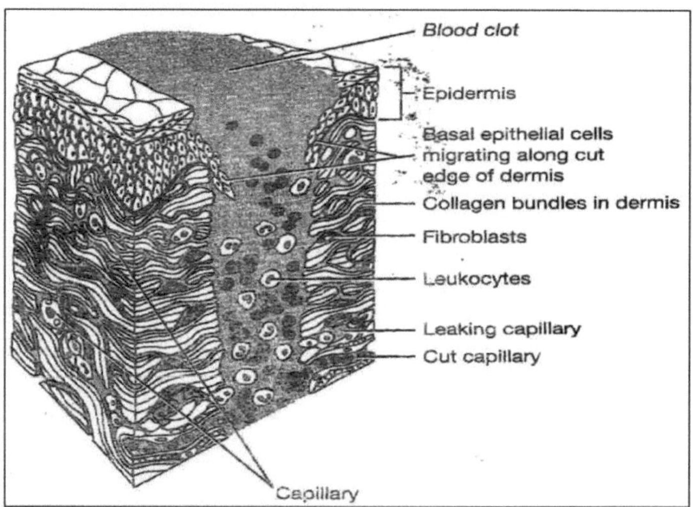

Fig. 1.2. Fase inflamatória da reparação de feridas. A ferida enche-se de sangue coagulado, células inflamatórias e plasma.

Os sinais cardinais da inflamação são a vermelhidão, o inchaço, com calor e dor

(Celsius) e a perda de função (Virchow). O calor e o eritema são causados pela vasodilatação; o inchaço é causado pela transudação de líquido; a dor e a perda de função são causadas pela histamina, cininas e prostaglandinas libertadas pelos leucócitos. A fase celular da inflamação é desencadeada pela ativação do complemento sérico por trauma tecidular. Os produtos de divisão do complemento C3a e C5a actuam como factores quimiotácticos e fazem com que os neutrófilos adiram aos vasos sanguíneos laterais (**marginação**) e depois migrem através das paredes dos vasos (**diapedese**). Uma vez em contacto com materiais estranhos, os neutrófilos libertam o seu conteúdo de lisossomas (**degranulação**), que actuam para destruir bactérias e outros materiais estranhos e digerir o tecido necrótico. Os monócitos, como os macrófagos, também ajudam a eliminar os detritos. Com o tempo, os linfócitos acumulam-se no local da lesão tecidular.

A fase inflamatória é, por vezes, referida como **fase de atraso**, porque é o período durante o qual não ocorre um ganho significativo na resistência da ferida (porque está a ocorrer pouca deposição de colagénio). O principal material que mantém uma ferida unida durante a fase inflamatória é a fibrina, que possui pouca resistência à tração.

A fase inflamatória da cicatrização é iniciada pelos neutrófilos que se infiltram no coágulo de fibrina a partir das margens da ferida no espaço de uma hora após a lesão, logo seguidos pelos macrófagos. A principal função do neutrófilo é remover da ferida as células bacterianas contaminantes e o tecido lesionado através da fagocitose; enquanto o macrófago, além disso, tem um papel no início da reparação do tecido. A lesão inflamatória entra na sua fase tardia à medida que o infiltrado de neutrófilos diminui gradualmente enquanto o influxo de macrófagos continua. Durante esta fase, o macrófago contribui para o processo de limpeza através da fagocitose de neutrófilos e eritrócitos. No entanto, o macrófago também liberta uma série de moléculas biologicamente activas que recrutam células inflamatórias adicionais, bem como células fibroblásticas e endoteliais. Assim, o macrófago desempenha um papel essencial na transição da cicatrização da inflamação para a formação de tecido de granulação.

FASE II: FORMAÇÃO DE TECIDO DE GRANULAÇÃO/ESTÁGIO FIBROPLÁSTICO [11,12]

O influxo de fibroblastos e capilares em brotamento inicia a fase de formação do tecido de granulação aproximadamente dois dias após a ferida. Os fibroblastos são responsáveis pela

formação de uma matriz frouxa de colagénio, fibronectina e proteoglicanos. As células proliferam e migram na rede de fibrina (Fig. 1.3) enquanto depositam nova matriz extracelular.[8]

Os filamentos de fibrina, que são derivados da coagulação do sangue, cruzam as feridas para formar uma rede na qual os fibroblastos podem começar a depositar a substância fundamental e o tropocolagénio. Esta é a fase fibroblástica (Fig. 1.4) da reparação de feridas. A substância fundamental é constituída por vários mucopolissacáridos, que actuam para cimentar as fibras de colagénio. Os fibroblastos transformam células mesenquimais pluripotenciais locais e circulantes que iniciam a produção de tropocolagénio no terceiro ou quarto dia após a lesão tecidular. Os fibroblastos também segregam fibronectina, uma proteína que desempenha várias funções. A fibronectina ajuda a estabilizar a fibrina, auxilia no reconhecimento de material estranho que deve ser removido pelo sistema imunitário, actua como fator quimiotático para os fibroblastos e ajuda a guiar os macrófagos ao longo dos filamentos de fibrina para eventual fagocitose da fibrina pelos macrófagos. A rede de fibrina também é utilizada por novos capilares, que brotam de vasos existentes ao longo das margens da ferida e correm ao longo dos filamentos de fibrina para atravessar a ferida. À medida que a fibroplasia continua, com o aumento do crescimento de novas células, ocorre a fibrinólise, que é causada pela plasmina trazida pelos novos capilares para remover os fios de fibrina que se tornaram desnecessários.

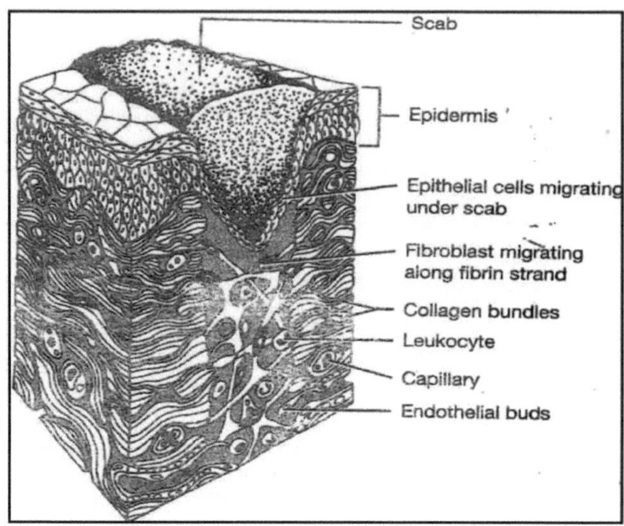

Fig. 1.3. Fase migratória da fase fibroblástica da reparação de feridas.

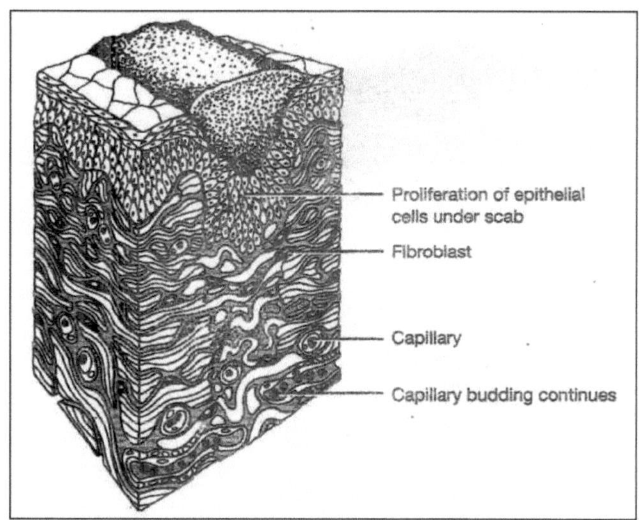

Fig. 1.4. Fase proliferativa da fase fibroblástica da reparação de feridas.

Os fibroblastos depositam tropocolagénio, que sofre ligações cruzadas para produzir colagénio. Inicialmente, o colagénio é produzido em quantidades excessivas e é depositado de forma aleatória. A má orientação das fibras diminui a eficácia de uma determinada quantidade de colagénio para produzir a resistência da ferida, pelo que é necessária uma superabundância de colagénio para fortalecer inicialmente a ferida em cicatrização. Apesar da fraca organização do colagénio, a resistência da ferida aumenta rapidamente durante a fase fibroblástica, que dura normalmente 2 a 3 semanas. Eventualmente, as células e a matriz alinham-se ao longo dos eixos radiais da ferida, formando ligações célula-célula e célula-matriz que geram uma tensão concertada que resulta na contração da ferida. Se uma ferida for colocada sob tensão no início das fibroplasias, tende a separar-se ao longo da linha inicial da lesão. No entanto, se a ferida fosse colocada sob tensão perto do fim das fibroplasias, abriria ao longo da junção entre o colagénio antigo previamente existente nos bordos da ferida e o colagénio recentemente depositado. Clinicamente, a ferida no final da fase fibroplástica será rígida devido à quantidade excessiva de colagénio, eritematosa devido ao elevado grau de vascularização e capaz de suportar 70%-80% da tensão do tecido não lesionado.[4]

FASE III: FORMAÇÃO E REMODELAÇÃO DA MATRIZ [11,12]

A fase de formação do tecido de granulação passa gradualmente para a terceira e última fase de cicatrização, na qual o tecido recém-formado, rico em células, sofre maturação e subsequente remodelação (Fig.1.5) para satisfazer as exigências funcionais. Este processo continua durante meses ou mesmo anos. Durante esta fase, muitas das fibras de colagénio anteriormente colocadas aleatoriamente são destruídas e substituídas por novas fibras de colagénio, que estão orientadas para resistir melhor às forças de tração na ferida. Além disso, a resistência da ferida aumenta lentamente, mas não com a mesma magnitude de aumento observada durante a fase fibroplástica. A resistência da ferida nunca atinge mais de 80% a

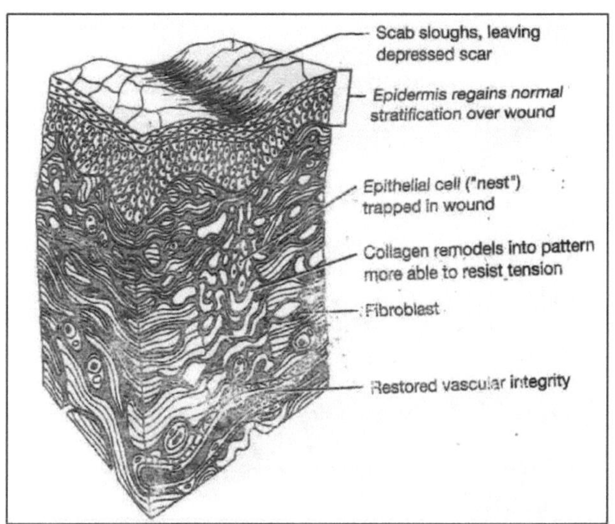

Fig. 1.5. Fase de remodelação da reparação de feridas. A estratificação epitelial é restaurada, o colagénio é remodelado em padrões organizados de forma mais eficiente, os fibroblastos desaparecem lentamente e a integridade vascular é restabelecida.

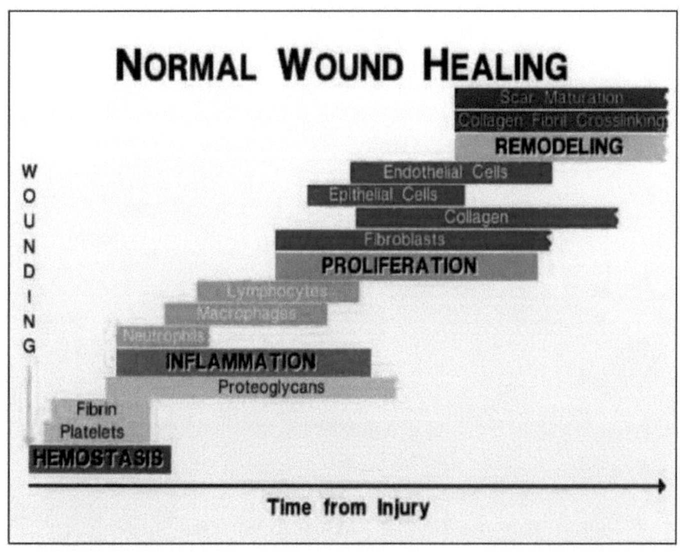

Fig. 1.6. Sequência de eventos na cicatrização de feridas

85% da resistência do tecido não lesionado. Devido à orientação mais eficiente das fibras de colagénio, são necessárias menos fibras; o excesso é removido, o que permite que a cicatriz amoleça. Como o metabolismo da ferida diminui, a vascularização é reduzida, o que diminui o eritema da ferida. A elastina presente na pele e nos ligamentos normais não é substituída durante a cicatrização de feridas, pelo que as lesões nesses tecidos causam uma perda de flexibilidade ao longo da área cicatrizada.

Um processo final que começa perto do fim das fibroplasias e continua durante a parte inicial da remodelação é a **contração da ferida**. Na maioria dos casos, a contração da ferida desempenha um papel importante na reparação da ferida, embora o mecanismo exato que contrai a ferida ainda não seja claro. Durante a contração da ferida, os bordos de uma ferida migram uns para os outros. Numa ferida em que os bordos não estão em aposição, a contração da ferida diminui à medida que o tamanho da ferida aumenta.

TIPOS DE CICATRIZAÇÃO DE FERIDAS

O tipo de processo de reparação/regeneração depende da natureza da ferida, da perda de tecidos moles e da presença/ausência de infeção e divide-se em

I. CICATRIZAÇÃO PRIMÁRIA DE FERIDAS [11,12]

CURA POR PRIMEIRA INTENÇÃO: União primária de uma ferida em que os bordos do tecido incisado são aproximados e mantidos até ocorrer a união (GPT-2001)

Ocorre em feridas que são:

Limpo e não infetado

Incisão cirúrgica

Com perda mínima de tecido

Aproximado facilmente com as suturas.

A SEQUÊNCIA DOS ACONTECIMENTOS NA UNIÃO PRIMÁRIA (Fig. 2.1)

1. Hemorragia inicial

Imediatamente após a lesão, o espaço entre as superfícies aproximadas da ferida incisa é preenchido com sangue, que depois coagula e sela a ferida contra a desidratação e a infeção

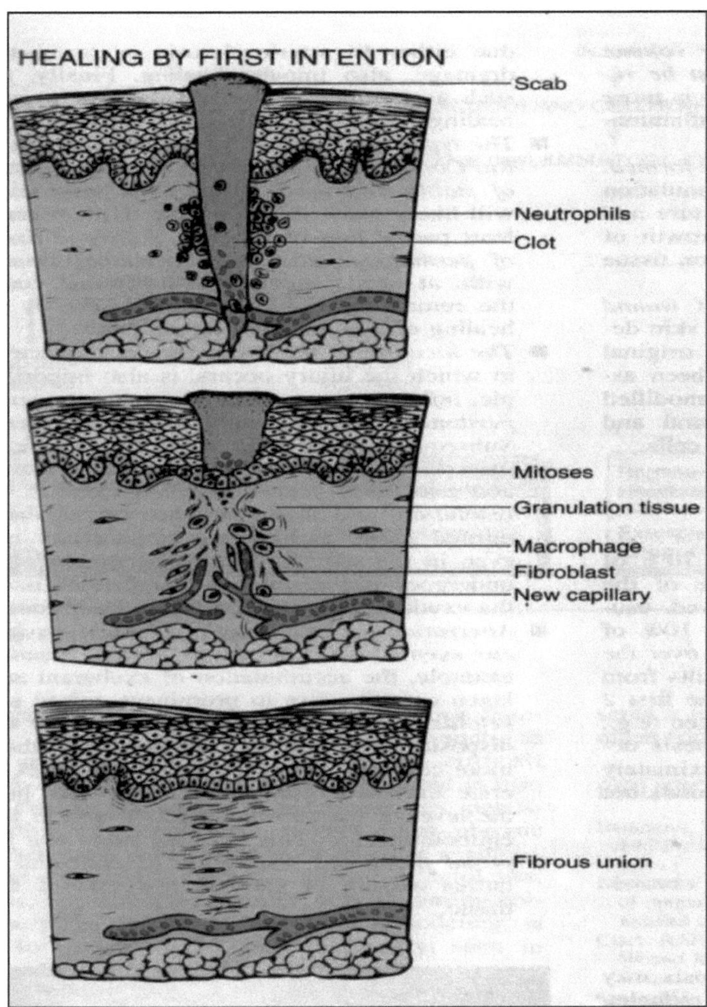

Fig. 2.1. União primária de uma ferida cutânea.

2. Resposta inflamatória aguda

Isto ocorre em 24 horas com o aparecimento de polimorfos nas margens da incisão. Ao terceiro dia, os neutrófilos são maioritariamente substituídos por macrófagos.

3. **Alterações epiteliais**

A epiderme nos bordos cortados fica mais espessa devido à atividade mitótica das células basais e, no espaço de 24 a 48 horas, os esporões de células epiteliais de ambos os bordos migram e crescem ao longo das margens cortadas da derme, depositando componentes da membrana basal à medida que se movem. Fundem-se na linha média, produzindo assim uma camada epitelial contínua mas fina. As células epidérmicas migradas separam a derme viável subjacente do material necrótico sobrejacente e coagulam, formando uma crosta que é posteriormente removida. Ao quinto dia, a epiderme recupera a sua espessura normal e as células superficiais diferenciadas produzem uma arquitetura epidérmica natural.

4. **Organização**

Ao terceiro dia, os fibroblastos invadem a área da ferida e, ao quinto dia, começam a formar-se novas fibrilhas de colagénio, que dominam e se tornam mais abundantes, cobrindo a incisão até a cicatrização estar concluída. Em quatro semanas, forma-se um tecido cicatricial com poucos elementos celulares e vasculares, algumas células inflamatórias e uma superfície epitelizada.

5. **Pistas de sutura**

Cada traço de sutura é uma ferida separada e provoca os mesmos fenómenos que na cicatrização da ferida primária. Quando as suturas são removidas após 7 dias, grande parte do trajeto de sutura epitelizado é avulsionado e o tecido epitelial restante no trajeto é absorvido. A cicatriz formada numa ferida suturada é nítida devido à aposição fechada das margens da ferida. Por vezes, o traço de sutura é infetado **(abcesso de sutura**) ou o

as células epiteliais podem persistir no trajeto (**implantação ou cisto epidérmico**).

II. CURADORIA SECUNDÁRIA DE FERIDAS (Fig. 2.2) [11,12]

CURA POR SEGUNDA INTENÇÃO: Fecho de ferida em que os bordos permanecem separados e a ferida cicatriza a partir da base e dos lados através da formação de tecido de granulação.(GPT- 2001)[2]

Este tipo de cicatrização tem lugar nas feridas, que são:

- Aberto com grande defeito de tecido, por vezes infetado
- Perda extensa de células e tecidos
- A ferida não é aproximada por suturas cirúrgicas e é deixada aberta.

AS SEQUÊNCIAS DE EVENTOS NA UNIÃO SECUNDÁRIA SÃO:

1. **Hemorragia inicial**

Como resultado de uma lesão, o espaço da ferida é preenchido com sangue e coágulo de fibrina, que seca.

2. **Fase inflamatória**

Verifica-se uma resposta inflamatória aguda inicial seguida do aparecimento de macrófagos, que eliminam os detritos.

3. Alterações epiteliais

As células epidérmicas de ambas as margens da ferida proliferam e migram para a ferida sob a forma de esporões epiteliais até se encontrarem no meio e reepitelizarem completamente a lacuna. Contudo, as células epiteliais em proliferação não cobrem totalmente a superfície até que o tecido de granulação da base comece a preencher o espaço da ferida. Desta forma, o tecido conjuntivo viável pré-existente separa-se do material necrótico e coagula na superfície, formando uma crosta que é removida. Com o tempo, o epitélio regenerado torna-se estratificado e queratinizado.

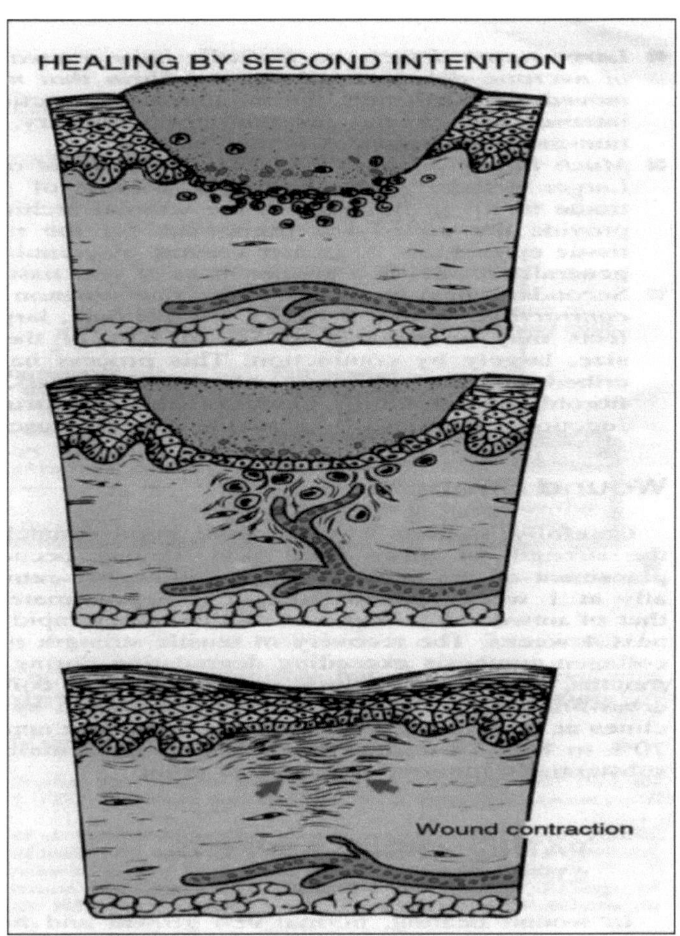

Fig. 2.2. União secundária de feridas cutâneas.

4. **Formação de tecido de granulação**

A maior parte da cicatrização secundária é efectuada através do tecido de granulação. O tecido de granulação é formado pela proliferação de fibroblastos e pela neo-vascularização dos elementos viáveis adjacentes. O tecido de granulação recém-formado é vermelho escuro, granular e muito frágil. Com o tempo, a cicatriz, ao amadurecer, torna-se pálida e branca devido ao aumento do colagénio e à diminuição da vascularização.

5. **Contração da ferida**

A contração da ferida é uma caraterística importante da cicatrização secundária, não observada na cicatrização primária. A ferida contrai-se para um terço a um quarto do seu tamanho original através de vários mecanismos. A contração da ferida ocorre quando se está a formar tecido de granulação ativo.

Os acontecimentos de base da união secundária são semelhantes aos da união primária, mas diferem entre si:

1. Ter um grande defeito tecidular, que tem de ser colmatado. Os defeitos teciduiares de grandes dimensões têm intrinsecamente um maior volume de detritos necróticos, exsudados e fibrina que têm de ser removidos. Consequentemente, a reação inflamatória é mais intensa, com maior potencial para lesões secundárias mediadas pela inflamação.

2. É formada uma quantidade muito maior de tecido de granulação. Os defeitos maiores requerem um maior volume de tecido de granulação para preencher as

lacunas na arquitetura do estroma e fornecer a estrutura subjacente para o crescimento do epitélio do tecido. Um maior volume de tecido de granulação resulta geralmente numa maior massa de tecido cicatricial.

3. A cicatrização secundária apresenta o fenómeno de contração da ferida. No espaço de seis semanas, os grandes defeitos cutâneos podem ser reduzidos a 5% a 10% do seu tamanho original, em grande parte por contração. Este processo tem sido atribuído à presença de miofibroblastos (fibroblastos modificados) que exibem muitas das caraterísticas ultra-estruturais e funcionais das células musculares lisas contrácteis.[3]

4. A cicatrização tem lugar da base para cima, bem como das margens para dentro. A cicatrização por segunda intenção é lenta e resulta numa cicatriz grande, por vezes feia, em comparação com a cicatrização rápida e a cicatriz limpa da união primária.

III. CICATRIZAÇÃO POR TERCEIRA INTENÇÃO (ENCERRAMENTO PRIMÁRIO RETARDADO) [12]

Na cicatrização por terceira intenção, a ferida é deixada temporariamente aberta, normalmente devido a contaminação. A ferida é então fechada após 4-7 dias, sendo a aproximação da ferida efectuada através de enxertos ou rotação de retalhos. [12]

Uma ferida infetada leva um período de cicatrização complexo e mais longo do que uma ferida normal sem contaminação.

A contaminação bacteriana de uma ferida aberta atrasa o processo de cicatrização da ferida devido à libertação de toxinas bacterianas que provocam necrose, supuração e trombose. Uma ferida infetada é tratada primeiro com desbridamento repetido. Em seguida, procede-se à remoção cirúrgica do tecido morto e necrosado e ao desbridamento com medicamentos sistémicos e tópicos. O desbridamento ajuda a prevenir a infeção bacteriana das feridas abertas. Neste tipo de ferida, ocorre uma cicatrização do tipo união primária e secundária. [17]

Em todas estas categorias de cicatrização, o tempo de cicatrização da ferida, o encerramento e as técnicas variam, mas os processos envolvidos e os factores que afectam a cicatrização são basicamente os mesmos.

FECHO DA FERIDA

O encerramento artificial das feridas é necessário se houver exposição de tecido conjuntivo significativo. O encerramento da ferida conduz a uma cicatrização mais rápida e a uma redução das complicações. Embora a sutura seja a base do encerramento de feridas, outras alternativas estão a ganhar popularidade rapidamente

OBJECTIVOS DO ENCERRAMENTO DA FERIDA

Antes de entrar nos meandros da seleção do material e das técnicas de encerramento de feridas, é necessário ter uma ideia clara da necessidade real de encerrar artificialmente uma ferida. A principal indicação para o encerramento de feridas é a exposição significativa do tecido conjuntivo. Em geral, existem cinco razões subjacentes ao conceito de encerramento de feridas.

1. *Cura por Intenção Primária*

Este é o objetivo mais importante do encerramento de feridas. As feridas abertas, que são susceptíveis de cicatrizar por intenção secundária, são curadas de uma forma "mais" primária através da intervenção do encerramento da ferida. Isto acelera o processo de cicatrização e também reduz a formação de cicatrizes, com as consequentes vantagens em termos estéticos e funcionais.

2. *Cobertura de tecidos profundos*

Quando o epitélio é rompido e o tecido conjuntivo é desnudado, os tecidos internos ficam expostos a ameaças mecânicas e biológicas. Esta ameaça torna-se ainda mais grave quando são expostas estruturas mais profundas, como as vísceras ou o osso.

3. *Prevenir a contaminação*

Uma ferida aberta está constantemente a ser atacada por microrganismos patogénicos, sobretudo na cavidade oral. Esta contaminação incessante é suscetível de conduzir a uma infeção completa e/ou a um atraso na cicatrização. Quanto mais cedo a ferida for fechada, menor será o risco de contaminação grave.

4. *Hemostase*

Este não é um dos principais objectivos do encerramento de feridas. No entanto, as suturas podem ajudar a impedir a perda de sangue, evitando perturbações mecânicas no coágulo.

5. *Prevenção do espaço morto*

Se apenas as suturas cutâneas superficiais forem colocadas sobre uma ferida profunda, pode surgir um espaço morto sob a superfície. Esta situação conduz normalmente à rutura da ferida e/ou à infeção da ferida. O espaço morto é evitado através do encerramento dos tecidos profundos em várias camadas.

PREPARAÇÃO DE FERIDAS

A preparação da ferida é um aspeto crucial do tratamento da ferida que afecta a taxa de infeção. A irrigação salina diminui a incidência de infeção da ferida proporcionalmente à quantidade de irrigação utilizada [18,19]. A pressão a que este irrigante é administrado é crucial para determinar a eficácia da irrigação. Com a irrigação de alta pressão, existe um equilíbrio entre conseguir uma redução na contagem de bactérias na ferida e causar mais danos nos tecidos. A pressão de irrigação recomendada é de 5 a 8 psi [20,21], que pode ser alcançada utilizando uma seringa de 30 a 60 ml e uma agulha de calibre 19 ou uma proteção contra salpicos. Esta pressão também pode ser obtida utilizando um saco de soro fisiológico dentro de um manguito de pressão insuflado a 400 mm Hg e ligado a um tubo intravenoso com um angiocath de calibre 19 ou utilizando um irrigador mecânico. A localização da ferida também precisa de ser considerada ao determinar a pressão de irrigação. Embora a irrigação de alta pressão seja indicada para feridas contaminadas nas extremidades, não é indicada em áreas altamente vascularizadas contendo tecido areolar solto. Outras considerações incluem a quantidade de irrigação e a temperatura do irrigante. Num estudo que comparou diferentes quantidades de irrigação (250 cm3, 500 cm3 e 1000 cm3), a incidência de infeção estava relacionada inversamente com a quantidade de irrigação; ou seja, quanto maior a irrigação, menor era a incidência de infeção [22]. Uma regra simples é usar 50 mL a 100 mL de irrigante por centímetro de laceração. Quanto mais contaminada a ferida, maior a quantidade de irrigante necessária para uma preparação adequada da ferida. Pode ser aceitável uma irrigação menor em feridas não contaminadas em áreas bem vascularizadas, como a face. Hollander e colegas [23] descobriram que a irrigação não fazia diferença em lacerações faciais e do couro cabeludo limpas e não contaminadas. Ao considerar a temperatura do irrigante, um ensaio simples-cego e cruzado de irrigação de feridas lineares simples demonstrou que a solução salina aquecida era mais confortável e calmante do que a solução salina à temperatura ambiente. Se a solução salina não estiver disponível para irrigação, a água da torneira pode ser uma boa alternativa. Vários estudos demonstraram que a água da torneira é um irrigante eficaz sem aumentar as taxas de infeção ou o crescimento de organismos invulgares [24,25,26]. Por outro lado, os detergentes, o peróxido de hidrogénio e a iodopovidona concentrada devem ser evitados na irrigação de feridas, uma vez que estes agentes são tóxicos para os tecidos.

Se for necessário utilizar detergente (por exemplo, para remover gordura), este deve ser seguido de irrigação abundante. O desbridamento deve ser reservado para feridas em que o tecido não viável cria um nidus para a infeção [27,28]. O tecido necrótico também obstrui a reepitelização e a contração da ferida. Por conseguinte, todo o tecido esmagado ou desvitalizado deve ser desbridado. O cabelo não deve ser rapado durante a preparação da ferida. As bactérias residem nos folículos capilares e tem-se verificado que a depilação aumenta a infeção da ferida. Em vez disso, devem ser utilizadas tesouras ou máquinas de cortar cabelo para reduzir os danos nos folículos pilosos. No entanto, as luvas esterilizadas assentam melhor do que as luvas não esterilizadas e permitem um melhor controlo dos instrumentos e das suturas. As luvas estéreis continuam a ser utilizadas na maioria das reparações de lacerações.

Até à data, têm sido utilizadas várias técnicas de encerramento de feridas, que são apresentadas em seguida,

1) Sutura

2) Grampos

3) Adesivos

4) Fitas

5) Sutura sem nó

SUTURA DE FERIDAS

A sutura é o processo de encerramento da ferida, mantendo os bordos da ferida unidos com um fio. Este fio, denominado "sutura", é utilizado para aproximar os bordos da ferida e para os manter em posição até que a cicatrização dos tecidos esteja suficientemente avançada para se manterem na posição anatómica corrigida e alinhados entre si. O cirurgião utiliza uma "agulha de sutura" para passar o fio através dos tecidos de cada lado da ferida, de modo a manter os bordos separados na posição correta.

Agulhas de sutura (Fig. 3.1)

As agulhas de sutura ajudam a passar os fios de sutura através dos tecidos. Na antiguidade, as agulhas eram feitas de materiais naturais, como ossos, marfim, chifres, madeira ou espinhos. De facto, foram descobertas agulhas com olhos de 30 000 d.C. Mais tarde, foram utilizados metais como a prata, o cobre e o bronze-alumínio. As agulhas modernas são diligentemente moldadas e contornadas de acordo com a utilização e são lisas e fortes, de modo a suportarem as tensões da sutura e, ao mesmo tempo, serem menos traumáticas para os tecidos. A agulha de sutura é composta por três partes: a ponta, o corpo e a fixação da sutura. Fabricadas em aço inoxidável ou aço-carbono, são finas, lisas e afiadas, concebidas para atravessar os tecidos com facilidade.

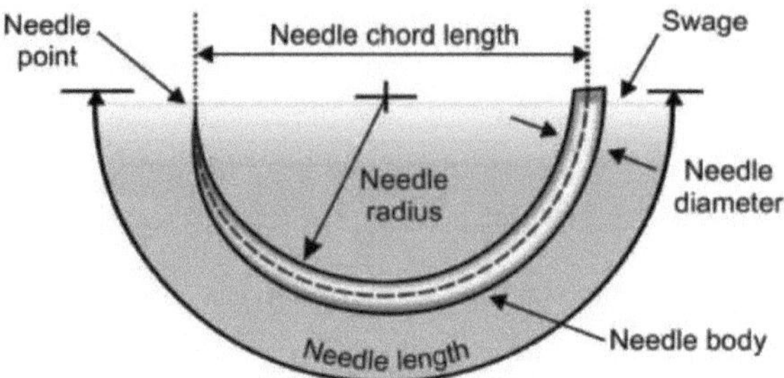

Fig. 3.1 Agulha de sutura

Forma da agulha (Fig. 3.2)

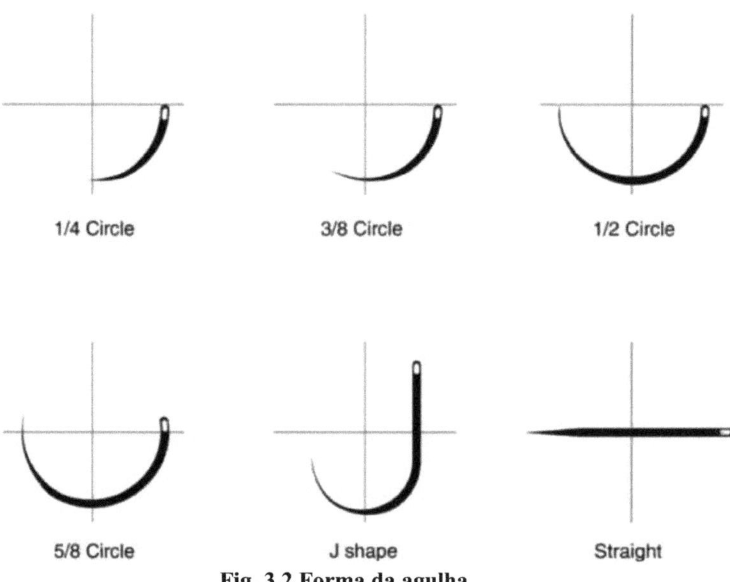

Fig. 3.2 Forma da agulha

As agulhas de sutura são normalmente curvadas como um arco de círculo. As agulhas rectas, embora disponíveis, têm aplicações práticas muito limitadas. A curvatura é descrita como a extensão do arco, em termos de ¼, 3/8, ½ e 5/8 de círculo. A maior parte da sutura regular em cirurgia oral e maxilofacial é efectuada com agulhas de meio círculo. Um arco mais pequeno, como 3/8, pode ser utilizado para suturar superfícies de pele planas. As agulhas de arco mais longo, ou seja, de 5/8 de círculo, são utilizadas em campos cirúrgicos com túneis estreitos, como na fenda palatina ou no interior do nariz.

A secção transversal e a ponta das agulhas podem ser muito variadas (Fig. 3.3). Dependendo destes aspectos, as agulhas de sutura podem ser.

1. Corpo redondo,
2. Corte convencional ou
3. Corte invertido.

As agulhas de corpo redondo são geralmente utilizadas para suturar vísceras e outras estruturas internas, como o músculo e a fáscia. Também pode ser eficaz em mucosas não queratinizadas. A ponta da agulha de corpo redondo pode ser romba ou afiada. A agulha de ponta romba é utilizada especificamente na parede abdominal interna e em tecidos friáveis. A ponta afiada é utilizada para a maioria dos outros fins. Mas mesmo a ponta afiada é difícil de passar através da pele e da mucosa queratinizada. A forma da agulha "cortante" resolve este problema. Nas agulhas de corte, a secção transversal da agulha é um triângulo, sendo o lado interno curvo pontiagudo e o lado externo convexo plano.

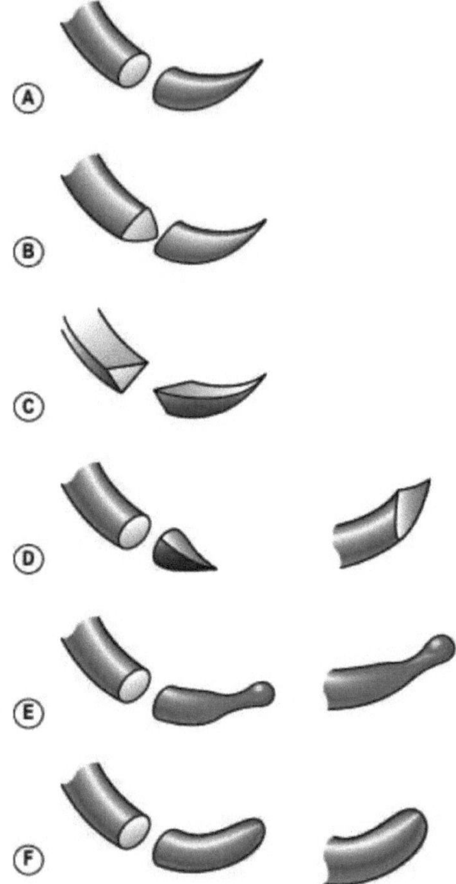

Fig. 3.3 Secções transversais e pontas da agulha. (A) Ponta cónica de corpo redondo. (B) Corte triangular. (C) Corte invertido. (D) Ponta em tróculo. (E) Ponta cónica romba. (F) Ponta cónica romba.

Esta forma permite que a agulha "corte" os tecidos densos para facilitar a passagem da agulha. Mas o desenho de corte apresentou um novo problema. Mesmo sob tensão mínima, a agulha comportava-se como uma faca, e o gume afiado tendia frequentemente a lacerar o tecido, resultando num "corte" do bordo da ferida. Este problema foi resolvido com o design de corte invertido , em que a curva interior é plana e a curva exterior é pontiaguda. Isto ajuda a manter a natureza de corte enquanto evitar o risco de laceração do bordo da ferida. Na cirurgia oral e maxilofacial, os tecidos encontrados podem ser queratinizados (pele, gengiva e palato) ou não queratinizados (mucosa bucal, pavimento da boca e lábios). Atualmente, utilizam-se sobretudo agulhas de corte invertido, uma vez que são adequadas para atravessar todos os tecidos orais sem causar lacerações inadvertidas.

Tamanho da agulha

O tamanho da agulha de sutura depende geralmente do tamanho da sutura. Em geral, quanto menor for o tamanho da sutura, menor será a agulha. É importante reconhecer as várias dimensões de uma agulha. O "comprimento da agulha" refere-se à medida de ponta a ponta ao longo da curva da agulha. A distância em linha reta entre a ponta e a outra extremidade é designada por "comprimento da corda". O comprimento da corda determina a largura da picada da agulha nos tecidos. A profundidade da picada no tecido é definida pelo "diâmetro da corda", que é perpendicular ao comprimento da corda e ao centro do corpo da agulha. O diâmetro da agulha e o raio da agulha são dimensões que se referem à espessura da secção transversal e não à curva da agulha.

Agulhas com olho vs. agulhas com gancho (Fig. 3.4)

O olho da agulha é um pequeno orifício numa das extremidades para fixar o fio de sutura. Isto obriga a um aumento da espessura da agulha na extremidade de fixação, aumentando o risco de potencial traumatismo dos tecidos. A sutura é passada através do orifício, podendo depois ser dobrada ou atada para uma melhor retenção. Tanto a dobragem como a amarração aumentam ainda mais o arrastamento do tecido e causam trauma adicional. A sutura anexada segue agora a agulha através dos tecidos . As agulhas com olhos são mais baratas e podem ser reutilizadas após a reesterilização. As agulhas de sutura modernas não têm um olho. Em vez disso, o fio de sutura é selado no interior da agulha para uma fixação permanente.

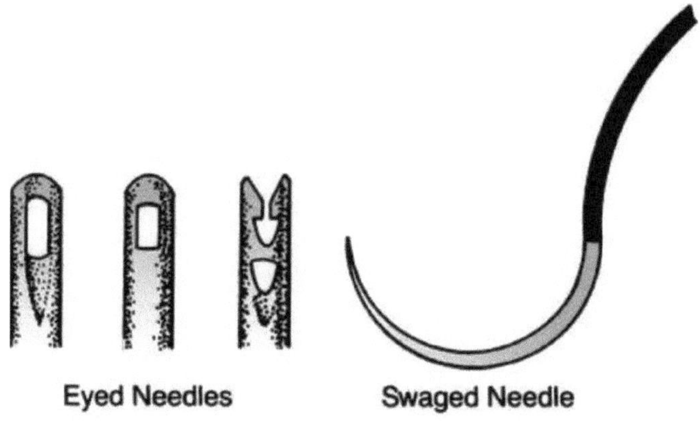

Fig. 3.4 Agulhas com olho vs. agulhas com gancho

Este mecanismo, denominado "swaging", reduz significativamente o traumatismo do tecido, uma vez que o diâmetro da agulha não é aumentado para a fixação da linha. Além disso, apenas um único fio de linha atravessa o tecido em qualquer altura. Por isso, estas agulhas são frequentemente designadas por "agulhas atraumáticas". A agulha com fio está disponível em embalagem estéril e não pode ser reutilizada.

Fio de Sutura

Existem muitos tipos diferentes de fios de sutura disponíveis para utilização. Cada tipo tem as suas vantagens específicas e indicações de aplicação.

Basis of classification	Types
Source	Natural, synthetic
Absorbability	Absorbable, non-absorbable
Thread size	3, 2, 1, 0, 1–0, 2–0, 3–0........................11–0
Filament type	Monofilament, multifilament (braided)

Fig. 3.5 Classificação dos fios de sutura

Uma classificação básica divide-os em "naturais" e "sintéticos" (Fig. 3.5) Os materiais de sutura provenientes de fontes naturais incluem o catgut, o aço e a seda. Os materiais plásticos sintéticos, como o nylon, o polipropileno e os polímeros de ácido glicólico, ácido lático, etc., tornaram-se populares nas últimas décadas. Os materiais de sutura podem também ser classificados como absorvíveis e não absorvíveis. As suturas absorvíveis mantêm os tecidos unidos até estarem suficientemente cicatrizados para suportarem o stress normal, sendo depois absorvidas pelos tecidos onde estão inseridas. As suturas não absorvíveis, por outro lado, não são absorvidas e devem ser removidas após a estabilização inicial dos bordos da ferida. Na realidade, a maioria ou todos os materiais naturais serão absorvidos pelo corpo com o tempo. Assim, para a prática clínica, uma sutura é considerada não absorvível se mantiver a sua resistência à tração nos tecidos durante mais de 60 dias.

De acordo com o tipo de filamento, as suturas podem ser monofilamentares ou multifilamentares. Uma sutura monofilamentar é essencialmente um único fio de fibra. Esta estrutura simples permite que estas suturas atravessem os tecidos com menor resistência. Embora isto o torne o material de eleição em tecidos delicados, como os tecidos vasculares, existem alguns inconvenientes notáveis. O manuseamento e a atadura do nó são geralmente mais exigentes e o nó tem menos fricção para manter a sua posição. Além disso, os bordos de corte tendem a ser rígidos, o que pode provocar a irritação de regiões móveis e delicadas, como a língua e a mucosa bucal.

As suturas multifilamentares são feitas de múltiplos fios de fibra, que são revestidos ou entrançados para formar um fio fino. O processo de entrançamento confere uma maior resistência à tração, bem como uma maior maleabilidade e flexibilidade. Isto melhora as caraterísticas de manuseamento e a facilidade de atar os nós. Também resistem melhor à tendência do nó para se desatar. Os bordos cortados são geralmente lisos e macios e não são irritantes para os tecidos orais. As desvantagens das suturas multifilamentares incluem o risco mais elevado de albergarem agentes patogénicos na sua estrutura e a tendência para "absorver" os fluidos orais para os tecidos mais profundos através do trajeto da sutura. Isto, por sua vez, pode levar à ocorrência de traços de sutura inestéticos visíveis na pele.

Tamanho do fio de sutura (Fig. 3.6)

USP designation	11–0	10–0	9–0	8–0	7–0	6–0	5–0	4–0	3–0	2–0	0	1	2	3
Diameter (mm)	0.01	0.02	0.03	0.04	0.05	0.07	0.1	0.15	0.2	0.3	0.35	0.4	0.5	0.6

Fig. 3.6 Tamanho do fio de sutura

O fio de sutura está disponível em diferentes espessuras. A espessura é normalmente mencionada como "número de zeros". Este sistema segue a Farmacopeia dos EUA e tem tido uma ampla aceitação. O tamanho de fio mais comummente utilizado para uso intra-oral é mencionado como 3-0 ou 000. As suturas estão disponíveis do tamanho 6 ao 11-0

CLASSIFICAÇÃO DOS MATERIAIS DE SUTURA (Fig. 4.1)

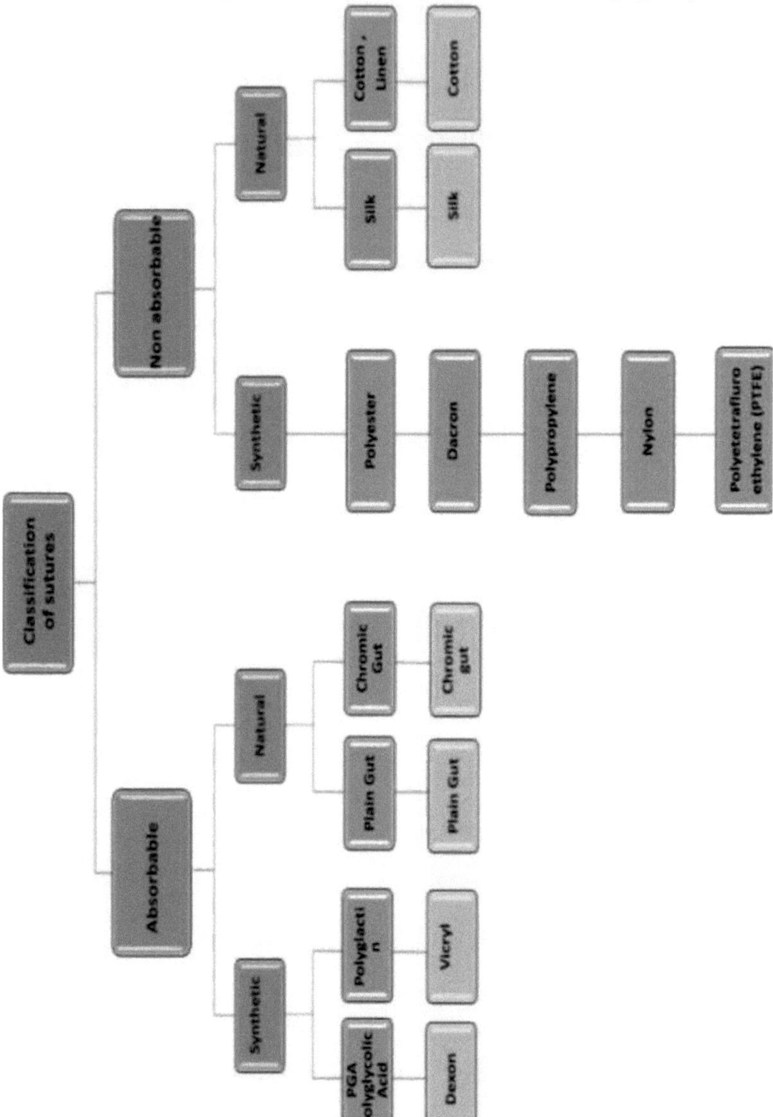

Fig. 4.1 Classificação dos materiais de sutura

Suturas Absorvíveis Naturais (Absorvidas por Proteólise)

As caraterísticas de absorção de muitos materiais naturais foram reconhecidas durante milénios. Todos os materiais de sutura naturais absorvíveis contêm predominantemente colagénio. Ao longo dos anos, têm vindo a cair progressivamente em desuso devido ao risco de antigenicidade e de reacções adversas nos tecidos [29].

Catgut

O catgut tem sido o material mais popular deste grupo. A sua utilização tem sido predominante, pelo menos, desde o tempo de Galeno de Pérgamo (200 d.C.). Este material é feito de tecido retirado da camada submucosa do intestino de ovelhas ou da camada serosa (adventícia) da íntima do intestino delgado de bovinos. Os fios de colagénio são torcidos entre si e o fio resultante é esmerilado com precisão para formar um monofilamento. O catgut é, desde há muito, uma fibra muito utilizada no fabrico de instrumentos de corda e raquetes de ténis. Durante muitos séculos, o catgut (tripa cirúrgica) foi o único material de sutura absorvível disponível. A absorção é efectuada através da biodegradação proteolítica provocada por enzimas proteolíticas. Em termos de desempenho, o catgut tem uma boa flexibilidade, mas uma resistência à tração relativamente fraca, uma fraca estabilidade dos nós e uma elevada reatividade dos tecidos. A resistência total à tração mantém-se apenas durante 7 dias.

Catgut Crómico

Verificou-se que muitas das más caraterísticas do catgut podem ser ultrapassadas impregnando o material de sutura com sais crómicos. Este produto modificado, denominado catgut crómico, tem uma maior resistência à tração e um tempo de absorção mais lento. O catgut crómico mantém a sua resistência máxima à tração durante cerca de 2 semanas. Tem também uma reação tecidular reduzida em comparação com o catgut simples. Os fabricantes embalam as suturas de catgut embebidas na solução desinfetante de álcool isopropílico para manter a flexibilidade e aumentar o prazo de validade. Para tal, é necessário enxaguar a

sutura em soro fisiológico estéril para remover o álcool irritante antes da utilização. Alguns fabricantes utilizam um

revestimento de glicerina na tripa de crómio para eliminar o álcool na embalagem. A tripa crómica revestida de glicerina é mais macia e mais espessa e tem melhores caraterísticas de manuseamento.

Suturas naturais não absorvíveis

Estes são os materiais de sutura mais antigos conhecidos pela humanidade. As pessoas tinham tendência para utilizar qualquer material com fios que conhecessem para manter unidos os bordos da ferida. Os materiais naturais não absorvíveis incluem o algodão, o linho, o aço e a seda.

Algodão e linho

As suturas de algodão e de linho contêm principalmente polímero de celulose. Ambos os materiais são absorvidos na devida altura, mas são considerados não absorvíveis devido ao tempo de absorção retardado. O algodão é obtido a partir do pelo da semente de algodão, enquanto o linho é produzido a partir do linho. As fibras são torcidas para formar uma sutura. Tem uma boa resistência à tração, mas a reação dos tecidos é moderada. O manuseamento é médio, mas a fixação do nó é boa. O linho tem a vantagem de ganhar resistência à tração quando molhado. O algodão e o linho caíram em grande medida em desuso devido a reacções adversas dos tecidos e ao elevado efeito de "absorção" que provoca a infiltração de fluidos no trajeto da sutura.

Seda

A seda é um material têxtil bem conhecido desde o quarto milénio a.C.. É produzida pelas larvas do bicho-da-seda para formar o casulo. A seda natural é uma fibra proteica, cujos principais componentes são a fibroína e a sericina. A fibroína forma a estrutura de base e contribui para a resistência à tração. A sericina é uma camada de goma que mantém os fios unidos. As larvas do bicho-da-seda são cultivadas e, assim que começam a pupar, os casulos são dissolvidos em água a ferver para extrair as fibras individuais que são introduzidas na bobina de fiação. Para a tornar adequada como produto médico, a componente proteica sericina é posteriormente removida por um processo de degomagem. A seda é o material de sutura natural não absorvível mais utilizado. A seda cirúrgica é produzida a partir das larvas do bicho-da-seda *Bombyx Mori.* A sutura de seda é constituída por um grupo de fios entrançados à volta de um núcleo e tem um revestimento de cera ou silicone. É geralmente tingida de preto para uma melhor visibilidade. A propriedade mais impressionante da sutura de seda é a facilidade de manuseamento. É extremamente maleável e macia e tem uma boa capacidade de retenção de nós. Mas a resistência à tração é bastante baixa. Os outros inconvenientes incluem níveis elevados de fricção dos tecidos, ação capilar e resposta inflamatória dos tecidos. O revestimento de cera ajuda a neutralizar todos estes atributos negativos. Atualmente, a seda não é considerada um material adequado para a sutura cutânea, exceto em locais específicos como as pálpebras e os lábios. É muito frequentemente utilizada para ligar vasos sanguíneos e para ligar drenos. É o material mais utilizado em medicina dentária. A sua natureza macia e maleável torna-o adequado para utilização na mucosa oral, que é móvel e húmida.

Suturas sintéticas não absorvíveis

PoliamidaZNylon (Ethilon, Dermalon)

O nylon pertence à primeira geração de polímeros termoplásticos sintéticos com êxito comercial, tendo iniciado a sua produção em 1927. É constituído por unidades repetidas ligadas por ligações amida alifáticas ou aromáticas (poliamida). Tem sido um material muito versátil e tem sido utilizado como tecido, fibras, películas, revestimentos e formas moldadas para amplas aplicações em diversos domínios. As suturas cirúrgicas de nylon foram introduzidas em 1940. As suturas de nylon monofilamento são muito populares para suturas cutâneas. As principais vantagens são a elevada resistência à tração, a excecional elasticidade e a baixa reação dos tecidos. A elasticidade ajuda o material a acomodar o inchaço dos tecidos e a manter a aposição do bordo da ferida. As suturas de nylon são tingidas de preto. A maior falha deste material é a sua memória de forma, que afecta negativamente as suas propriedades de atar e segurar os nós. Muitas vezes, são necessários 3-4 nós para manter um ponto no sítio. Além disso, o monofilamento pode ser rígido. Estão disponíveis suturas de nylon multifilamentares com maior flexibilidade e caraterísticas de manuseamento. A adição de fluido (álcool) na embalagem reduz a memória de forma e melhora a maleabilidade.

Polipropileno (Prolene, Surgipro)

O polipropileno é outro polímero termoplástico utilizado como material de sutura não absorvível. É produzido por polimerização em cadeia do monómero propileno. É pigmentado de azul para aumentar a visibilidade, daí o nome polipropileno azul. Semelhante ao nylon, o polipropileno tem uma resistência à tração muito elevada, uma excelente elasticidade e uma reação mínima dos tecidos. Pode estender-se até 30% sem se partir, o que o torna muito adequado para suturar feridas cutâneas. A memória de forma é também semelhante à do nylon e pode contribuir para o deslizamento do nó. Esta caraterística, no entanto, é vantajosa na sutura subcuticular, uma vez que desliza suavemente durante a remoção da sutura. As excelentes propriedades mecânicas e a natureza inerte tornaram o polipropileno o material de eleição em locais de stress. É amplamente utilizado no tratamento de hérnias e prolapsos vaginais, frequentemente sob a forma de uma malha, para além das suturas.

Poliéster (Ethibond, Surgidac, Dacron)

Poliéster é um termo geral utilizado para qualquer polímero orgânico que tenha um grupo funcional éster na cadeia principal. Mais especificamente, o termo é utilizado para o material politereftalato de etileno. É um tipo de plástico derivado do petróleo, produzido pela mistura de etilenoglicol e ácido tereftálico. Devido às suas caraterísticas de durabilidade, facilidade de limpeza, antirrugas e secagem rápida, rapidamente se tornou conhecido na indústria têxtil como um material fiável. O poliéster é uma sutura cirúrgica entrançada, não absorvível, com elevada resistência à tração e baixa reatividade tecidular. A natureza entrançada contribui para um melhor manuseamento, atadura de nós e retentividade. Assim, combina as caraterísticas positivas geralmente atribuídas aos monofilamentos e multifilamentos. É, por isso, a sutura de eleição em cirurgia cardiovascular, implantes protésicos e lifting facial. As suturas entrançadas de poliéster são geralmente tingidas de verde. Podem ser revestidas ou não revestidas. A variante não revestida tem uma superfície rugosa que produz arrastamento nos tecidos. O revestimento é feito de PTFE ou polibutilato.

Polibutester (Novafil, Vascufil)

O polibutester é um material termoplástico relativamente novo com propriedades únicas de tensão-deformação . É um copolímero composto por tereftalato de polibutileno e poli-tera metileno éter glicol, e é revestido com politribolato. As suturas monofilamentares de polibutester são concebidas para terem uma elevada resistência, elasticidade e flexibilidade. A flexibilidade e a falta de memória permitem-lhe ser manuseado com facilidade, resultando numa elevada segurança do nó. As caraterísticas únicas fizeram deste material um material popular para o encerramento de feridas abdominais. A elasticidade do polibutéster é fenomenal. Pode esticar 50% do seu comprimento com cargas iniciais. Tem uma curva de expansão bifásica, em que se expande bem em resposta à tensão inicial e mantém a pressão sem cortar o tecido, ao mesmo tempo que suporta a fluência, não sofrendo uma deformação permanente mesmo sob pressão constante.

Politetrafluroetileno (Gore-Tex, Cytoplast, Coreflon, Teflon)

O politetrafluoroetileno (PTFE) é um material sintético que tem sido amplamente utilizado a nível mundial. Trata-se de um fluoropolímero de tetrafluoroetileno (-CF2-CF2-), produzido por polimerização por radiação livre de unidades monoméricas. O PTFE é um material forte, resistente, ceroso e não inflamável, popular pelas suas propriedades antiaderentes. A sutura de PTFE é considerada como o material ideal para cirurgias orais, especialmente para cirurgias de implantes dentários. É inerte, não absorvível e monofilamento por natureza. Pensa-se que a forte ligação fluoro-carbono é a razão da sua inércia. Ao contrário de outras suturas sintéticas monofilamentares, o PTFE é liso, flexível e macio. As extremidades cortadas não causam irritação nos tecidos orais delicados. Não tem memória de forma. É bem tolerado na cavidade oral e tem excelentes capacidades de manuseamento, de atar e de segurar os nós. Assim, possui a maioria dos atributos positivos das suturas entrançadas, evitando ao mesmo tempo o risco de contaminação bacteriana por efeito de absorção.

Aço inoxidável

A sutura cirúrgica não absorvível de aço inoxidável é composta por aço inoxidável austenítico 316 L. Podem ser monofilamentos ou multifilamentos. As vantagens óbvias das suturas de aço inoxidável são a resistência e a baixa reação dos tecidos. As suas desvantagens incluem uma flexibilidade muito fraca, o que torna as técnicas de sutura muito exigentes. Uma técnica incorrecta pode provocar um puxão ou rasgão excessivo dos tecidos, resultando na necrose dos bordos da ferida. As farpas na extremidade podem causar perfurações nas luvas e traumas nos tecidos adjacentes. A sutura de aço inoxidável é utilizada no encerramento do esterno e em procedimentos ortopédicos que envolvem a reparação de cartilagens e tendões. Também é utilizada com moderação para o encerramento de feridas abdominais e a reparação de hérnias.

Suturas sintéticas absorvíveis

(Absorvido por hidrólise)

Até à introdução das suturas de ácido poliglicólico na década de 1970, todas as suturas absorvíveis eram naturais. As suturas absorvíveis sintéticas são todas constituídas por polímeros à base de ácido glicólico, ácido l-lático, paradioxanona, carbonato de trimetileno e e-caprolactona [30]. São esterilizados por gás de óxido de etileno ou por radiação gama. Estes polímeros têm vantagens definitivas sobre o catgut crómico na utilização clínica. São muito mais fortes, provocam uma reação tecidular mínima, permanecem mais tempo antes da absorção e não deixam alterações reactivas depois de serem reabsorvidos. São absorvidos tipicamente por reação de hidrólise que quebra as cadeias poliméricas. Os produtos finais da hidrólise são CO2, H2O e o monómero.

Ácido poliglicólico (Dexon, PolySyn, PGA)

A sutura de ácido poliglicólico, introduzida no início da década de 1970, foi o primeiro material de sutura sintético absorvível. Trata-se de um homopolímero entrançado de ácido glicólico. A versão não revestida é de cor bege, enquanto o produto revestido com policaprolato pode ser não tingido ou tingido de verde, violeta ou bicolor. Em comparação com o catgut, a resistência à tração e a segurança dos nós são excelentes. Mantém 65% da sua resistência à tração após 2 semanas, altura em que o catgut teria perdido toda a sua resistência. O ácido poliglicólico tornou-se rapidamente muito popular, mas caiu em desuso à medida que foram sendo desenvolvidos produtos melhores.

Poliglactina 910 (Vicryl, Polysorb)

A poliglactina 910 é um heteropolímero sintético constituído por 90% de ácido glicólico e 10% de ácido lático. Introduzida em 1974, trata-se de uma sutura multifilamentar entrançada com um revestimento lubrificante de poliglactina 370 (rácio 30:70) e estearato de cálcio. O produto final é normalmente tingido de cor violeta, mas também está disponível uma versão bege não tingida. A poliglactina 910 é uma das suturas absorvíveis mais populares utilizadas atualmente para o encerramento de feridas cirúrgicas. As principais vantagens da poliglactina em relação ao ácido poliglicólico incluem uma resistência à tração residual consistentemente mais elevada e uma absorção mais rápida. A absorção ocorre entre 40 e 70 dias. O revestimento assegura uma passagem suave. Uma vez que o revestimento é feito de material semelhante, o risco de descamação é muito reduzido. O estearato de cálcio utilizado no revestimento é um lubrificante orgânico absorvível. O prazo de validade da poliglactina é de 5 anos. À medida que o material se tornou muito popular e amplamente utilizado, os fabricantes começaram a lançar produtos modificados que proporcionam benefícios específicos. Um deles é uma versão monofilamento que não necessita de revestimento. Outra é uma "sutura antibacteriana " com triclosan incorporado, que se diz ser muito eficaz na prevenção de infecções do local da cirurgia. Ainda outra modificação útil é a "poliglactina de absorção rápida" (Vicryl Rapide/Velosorb Fast). Ao tratar o revestimento com radiação γ, consegue-se que perca força na segunda semana e que seja totalmente absorvido na sexta semana. Esta variante é amplamente utilizada em cirurgia oral, onde se pretende uma reabsorção mais rápida.

Polidioxanona (PDS, PDO)

A polidioxanona foi a primeira sutura monofilamentar disponível de tamanho grande (maior do que 3-0). É um produto de poliéster e é sintetizado através da abertura do anel do monómero paradioxanona (1, 4-dioxan 2-ona). Sendo uma sutura monofilamentar, tem um arrastamento muito menor através dos tecidos do que a poliglactina ou o ácido poliglicólico. Uma vez que mantém a sua resistência à tração durante um longo período de tempo (80% de resistência às 2 semanas e 60% após 6 semanas), é considerada uma melhor alternativa à poliglactina para a sutura da fáscia. Uma modificação denominada PDS II é quimicamente semelhante, mas é recozida acima da temperatura de fusão para amolecer a superfície externa, conferindo maior flexibilidade ao produto final.

Poliglecaprona 25 (MonoerilZBiosinaZPeteril Mono/Monoglídeo)

Frequentemente considerada como a alternativa monofilamentar à poliglactina, a poliglecaprone é um polímero em bloco segmentado constituído por 75% de glicolida e 25% de ε-caprolactona. Está disponível numa versão não tingida ou numa versão tingida de violeta. A principal caraterística que diferencia a poliglecaprone de outras suturas monofilamentares é o elevado nível de flexibilidade e as propriedades de manuseamento. Isto é conseguido através da formação de um "pré-polímero" de cadeia polimérica macia provisória, que é rica em caprolactona. Nas fases seguintes do fabrico de , é adicionado mais glicolídeo para complementar os segmentos duros do pré-polímero. Desta forma, obtém-se um produto final com elevada resistência à tração sem comprometer a maleabilidade. A resistência à tração da sutura de poliglecaprone não tingida degrada-se para 50% em 1 semana e 30% na segunda semana. A versão tingida retém 70% da resistência após 1 semana. A absorção completa por hidrólise ocorre em cerca de 100 dias.

Poligliconato (Maxon)

Este copolímero tem uma relação molar de 64% de ácido glicólico e 36% de carbonato de trimetileno. Trata-se de um monofilamento não revestido que pode ser não tingido ou tingido de verde escuro. O poligliconato tem boas propriedades de manuseamento. Mas a sua principal vantagem é a retenção da resistência à tração durante um longo período de tempo. Mantém pelo menos 50% da sua resistência 4 semanas após a implantação, o que o torna uma excelente escolha em situações em que é necessária uma retenção a longo prazo. A absorção lenta torna-a relativamente inadequada para suturas subcuticulares, uma vez que a sutura tingida pode ser visível sob a superfície.

Glycomer 631 (Biosyn)

É uma sutura sintética absorvível revestida de monofilamento de poliéster. É um copolímero tri-bloco e contém glicolida (60%), carbonato de trimetileno (26%) e p-dioxanona (14%). Pode ser não tingida ou tingida de violeta. Tem uma elevada flexibilidade, baixa memória e uma reatividade tecidular mínima. Passa facilmente através dos tecidos, mas tem uma fraca capacidade de retenção dos nós. A degradação e a absorção são semelhantes às da poliglactina. A absorção total fica concluída em cerca de 100 dias.

Polyglytone 6211 (Caprosyn)

A Polyglytone 6211 é a única sutura disponível com quatro monómeros diferentes na sua estrutura central. É um copolímero de poliéster de glicolida, caprolactona, carbonato de trimetileno e lactido no rácio 6:2:1:1. Trata-se de uma sutura monofilamentar, não revestida e absorvível, não tingida ou tingida de violeta. A poliglota 6211 é uma sutura para a aproximação de tecidos a curto prazo. Devido à sua rápida desintegração, constitui uma alternativa inerte ao catgut, que pode provocar uma resposta inflamatória. A sua resistência diminui para 50-60% aos 5 dias e para 20-30% aos 10 dias após a implantação.

TINGIMENTO DE NÓ

O nó de sutura pode ser efectuado utilizando um instrumento (normalmente o porta-agulha) ou utilizando as mãos. São descritas três técnicas principais.

Gravata de duas mãos

A amarração com duas mãos é incómoda e não é utilizada por rotina. A sutura é atada segurando uma etiqueta em cada mão e entrelaçando-as.

Se a extremidade curta da linha estiver virada para si, apanhe-a e segure-a verticalmente entre o polegar e o indicador da mão esquerda pronada. Agarrar a extremidade mais comprida com os dedos anelar e mindinho direitos totalmente flectidos, permitindo que a linha sobressalente fique pendurada no dedo mindinho enrolado, deixando livres o polegar, o indicador e o dedo médio. Com o dedo anelar esquerdo, puxar uma laçada do fio comprido para a esquerda, atrás do fio curto (Fig. 5.1).

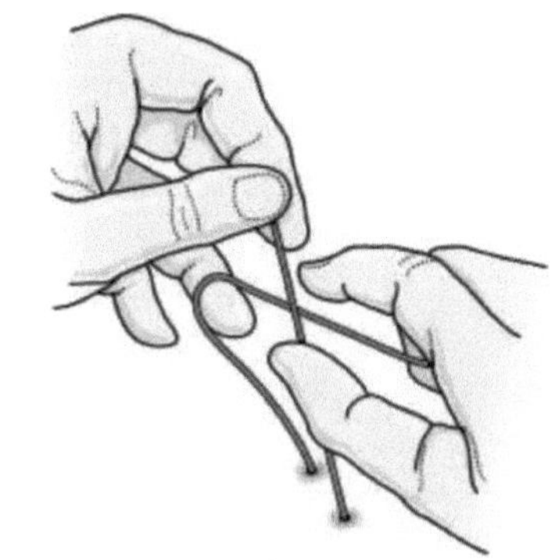

Fig. 5.1

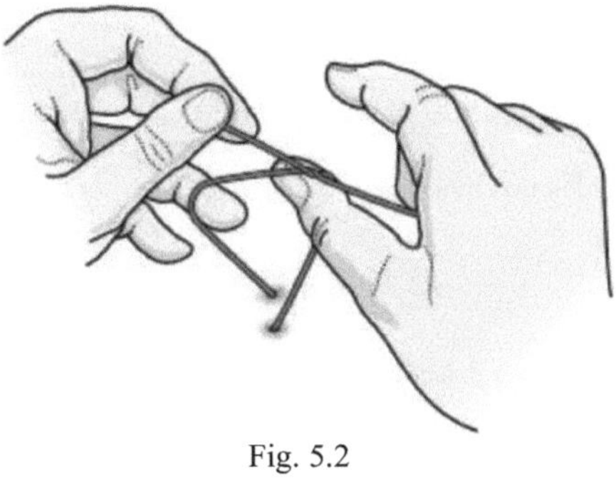

Fig. 5.2

2. Dorsifletir a mão direita para empurrar a polpa do polegar direito por baixo do cruzamento das linhas, prendendo o cruzamento entre o polegar e o indicador direito

(Fig. 5.2). Soltar a pega do indicador e do polegar esquerdos no fio curto para o libertar (Fig. 5.3).

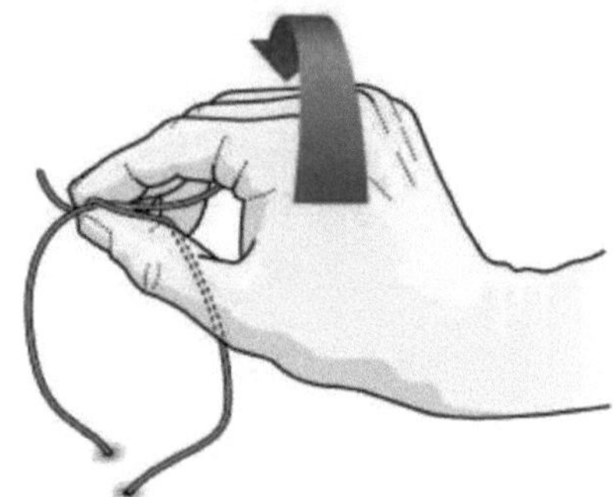

Fig. 5.3

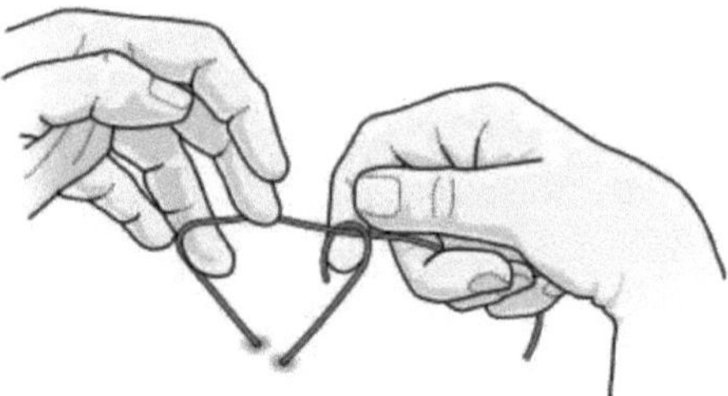

Fig. 5.4

4. Agora, faça uma flexão palmar com a mão direita, levando a extremidade curta por baixo do cruzamento dos fios de modo a

5. de modo a apontar na sua direção (Fig. 5.4). Agarrar de novo a extremidade entre o polegar e o indicador esquerdos e afastá-la de si enquanto puxa o fio comprido da mão direita na sua direção, para apertar o engate (Fig. 5.5).

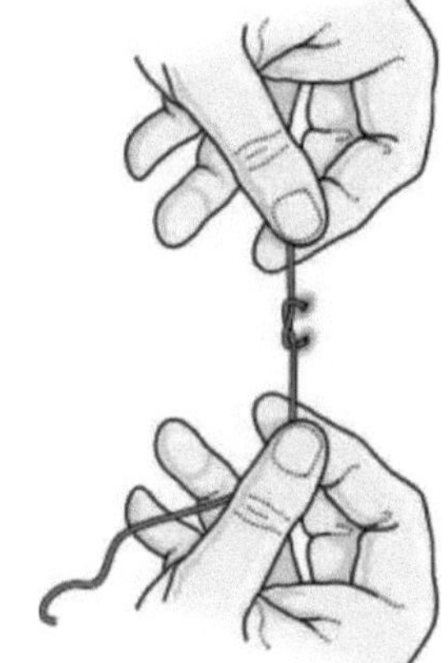

Fig. 5.5

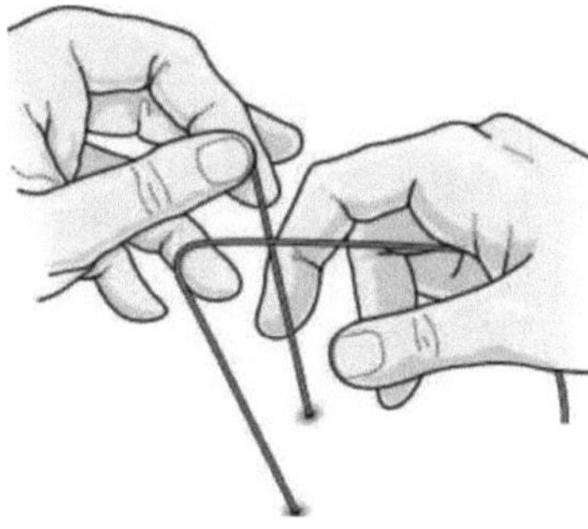

Fig. 5.6

4. Se a extremidade curta da linha estiver longe de si, apanhe-a entre o polegar e o indicador da mão esquerda pronada.

5. Agarrar a linha mais comprida com os dedos anelar e mínimo da mão direita, completamente fletidos, deixando a linha sobresselente pendurada no dedo mínimo enrolado, deixando livres os dedos polegar, indicador e médio da mão direita. Desenhar uma laçada do fio comprido para a esquerda, à frente do fio curto, utilizando o dedo anelar esquerdo (Fig. 5.6).

6. Supinar e fletir a palma da mão direita para enfiar o dedo indicador por baixo do cruzamento dos fios, apontando para si (Fig. 5.7). Pronar a mão esquerda para puxar o fio curto apontando para si e soltá-lo enquanto prende o cruzamento com o polegar direito. Agora, pronar totalmente a mão direita, levando a ponta curta por baixo do laço para emergir do outro lado, apontando para longe de si (Fig. 5.8).

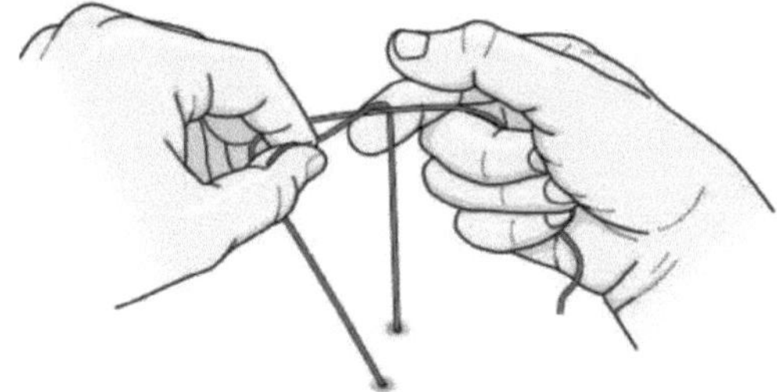

Fig. 5.7

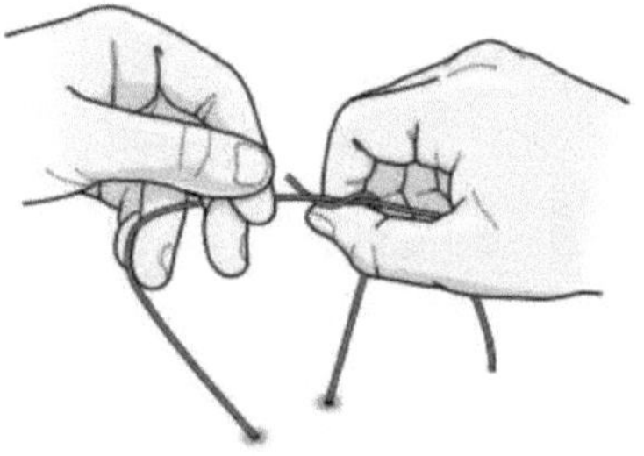

Fig. 5.8

7. Pegar novamente na extremidade da linha curta com o indicador e o polegar esquerdos (Fig. 5.9) e puxá-la na sua direção, enquanto afasta de si a linha longa com a mão direita para apertar o engate (Fig. 5.10)

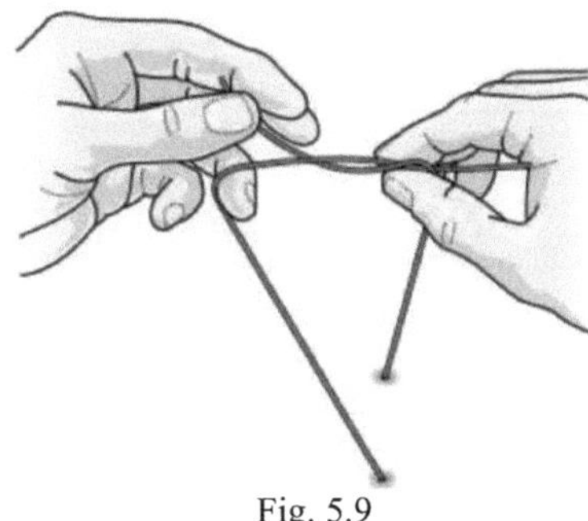

Fig. 5.9

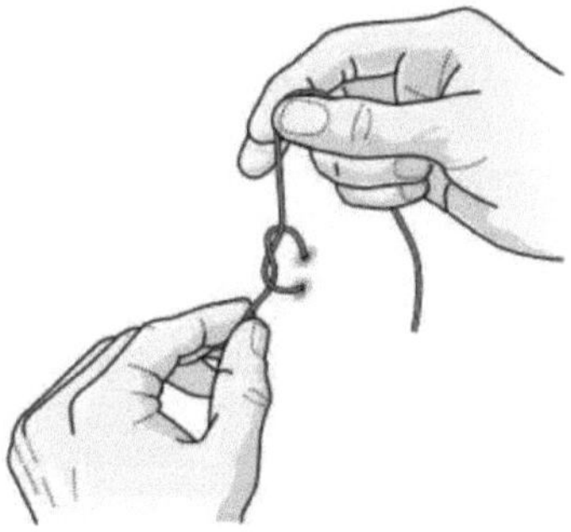

Fig. 5.10

6. Se começar com a extremidade curta virada para si, amarrar o engate e continuar em frente para amarrar o engate com a extremidade curta a apontar para longe de si. Se começar com a extremidade curta a apontar para longe de si, amarrar o engate e continuar em frente para amarrar o engate com a extremidade curta a apontar para si.

Nó de uma mão atado com a mão esquerda

Um nó de uma mão é um nó perfeitamente bom, atado com a mão esquerda, utilizado eficazmente por cirurgiões enquanto seguram um instrumento com a mão direita. Desaconselho a sua utilização por estagiários que tentam imitar a velocidade e a elegância dos especialistas sem reconhecerem que, embora seja designado por "maneta" para formar, é bimanual para apertar; em consequência, mantêm uma mão imóvel, formam e apertam os nós à volta dela - e criam um nó corrediço. Prefira nós mais lentos, seguros e com duas mãos, a menos que esteja confiante de que cada engate não só é formado, mas também apertado perfeitamente de cada vez, com o cruzamento das mãos.

1. Tal como no nó de duas mãos, há dois tipos de meio-engate. Quando a extremidade curta está longe de si, utilize o dedo indicador (engate com o dedo indicador). Quando a extremidade curta estiver perto de si, utilize o dedo médio (engate do dedo médio). O engate com o dedo indicador e o engate com o dedo médio devem ser feitos alternadamente para produzir um nó de recife.

2. Para o engate com o dedo indicador, quando a extremidade curta estiver afastada de si, pegue na extremidade curta com o polegar e o dedo médio da mão esquerda e segure-a na vertical. Flexione o pulso para que a mão esquerda fique pendurada, depois supine a mão e estenda o dedo indicador para criar um laço do fio curto sobre ele.

3. Pegar na linha comprida com a mão direita e segurá-la verticalmente à frente da linha curta, de modo a que esta cruze a linha curta na secção entre o indicador e a pega do dedo médio e do polegar da mão esquerda (Fig. 5.11).

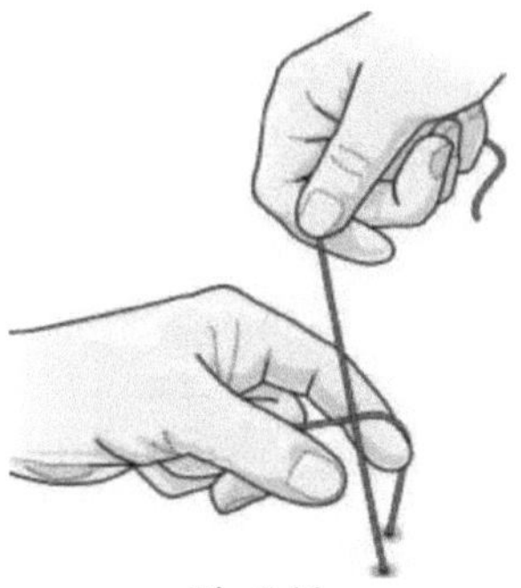

Fig.5.11

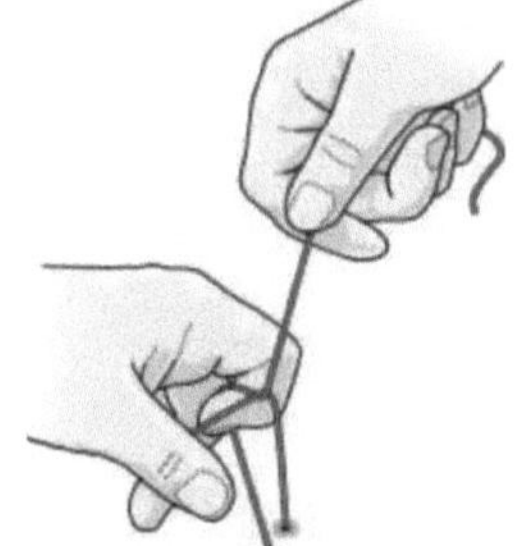

Fig. 5.12

4. Fletir a articulação interfalângica terminal do dedo indicador esquerdo à volta da linha longa para alcançar a linha curta (Fig. 5.12). O fio curto fica encostado à unha no dorso do dedo. Ao pronar a mão esquerda, estender a ponta do dedo indicador esquerdo, levando o laço do fio curto por baixo do laço do fio longo (Fig. 5.13).

5. Soltar o contacto do dedo médio com o polegar da mão esquerda para permitir a passagem da extremidade da linha curta e utilizar o dedo médio para prender a extremidade emergente contra o dedo indicador (Fig. 5.14)

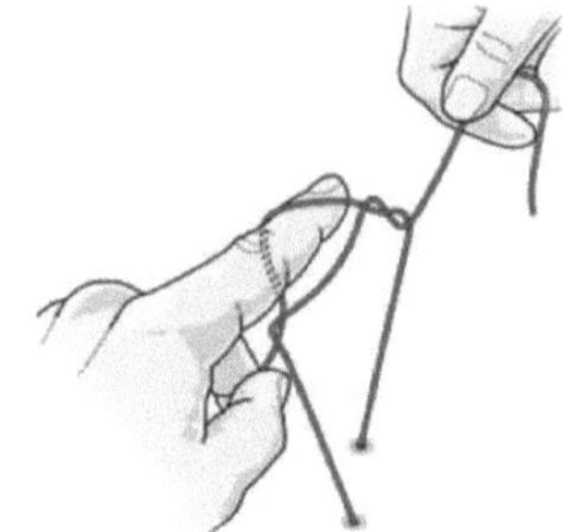

Fig. 5.13

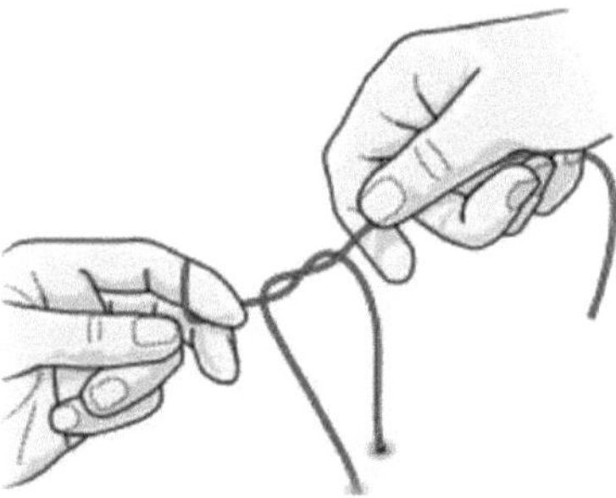

Fig. 5.14

6. Agora, traga a extremidade curta na sua direção e afaste a extremidade longa de si para apertar o engate (Fig. 5.15).

7. Para o engate com o dedo médio, quando a extremidade curta estiver perto de si, pegue nela entre o indicador e o polegar da mão esquerda pronada e segure-a na vertical. Pegar no fio comprido com a mão direita e segurá-lo na vertical.

8. Fazer supinação com a mão esquerda enquanto estende o dedo médio entre a linha curta próxima e a linha longa distante e puxa a linha longa sobre ela na sua direção (Fig. 5.16), cruzando a linha curta.

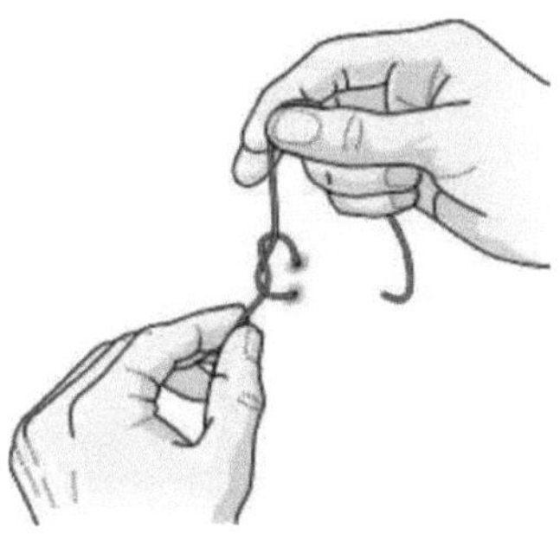

Fig. 5.15

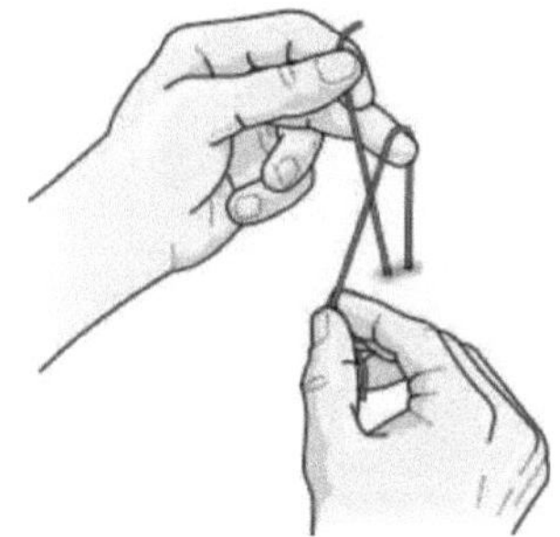

Fig. 5.16

9. Flexionar a ponta do dedo médio sobre a parte superior da secção horizontal do fio longo e por baixo da secção do fio curto entre o cruzamento dos fios e o punho do polegar e do indicador esquerdos; a unha do dedo médio fica em contacto com o fio curto (Fig. 5.17).

10. Ao pronar a mão esquerda, estender o dedo médio (Fig. 5.18) para levar a extremidade do fio curto por baixo do fio longo, para apontar para longe de si, ao mesmo tempo que liberta o aperto do dedo indicador e do polegar na ponta, e estende o dedo anelar para prender a extremidade contra o dedo médio (Fig. 5.19).

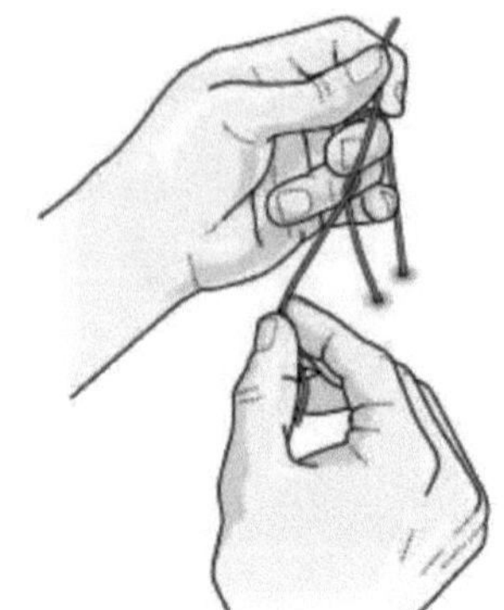

Fig. 5.17

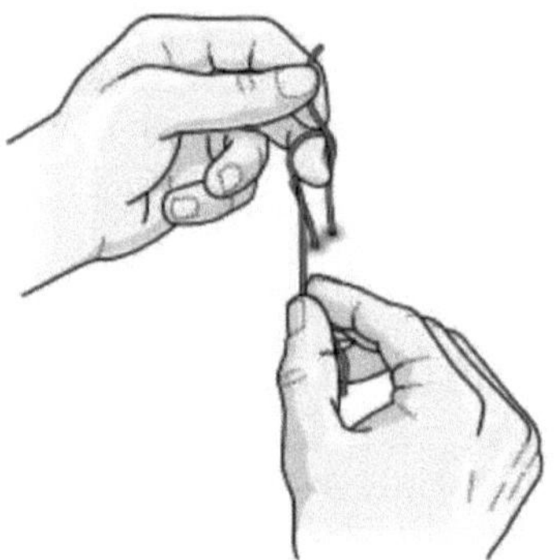

Fig. 5.18

11. Agora, leve a extremidade curta para longe de si e traga a extremidade longa na sua direção (Fig. 5.20) para apertar o engate

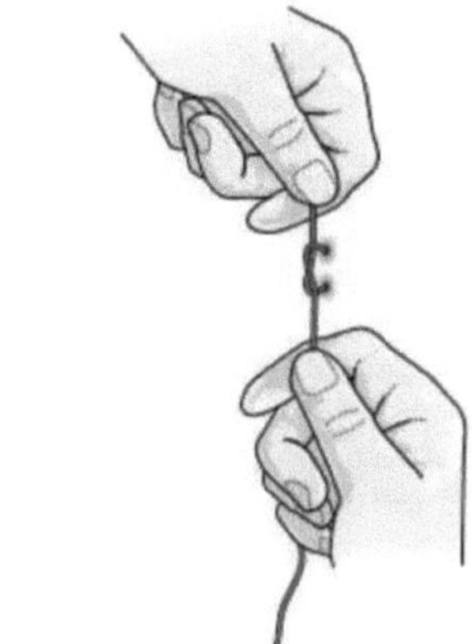

Fig. 5.19

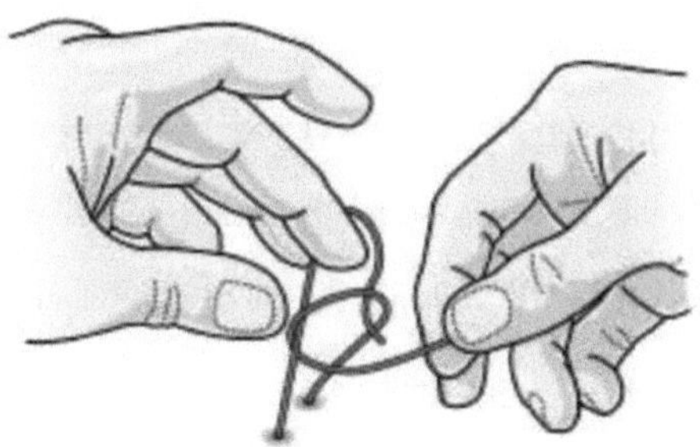

Fig. 5.20

Gravata de instrumento

A amarração de instrumentos é a técnica mais popular para dar um nó de sutura. A extremidade longa é enrolada à volta do suporte da agulha. Em seguida, os bicos do porta-agulhas são abertos para agarrar a extremidade curta, que é depois puxada para formar um nó. Um destes tipos de nó é designado por "throw".

ATADURA DE NÓS CIRÚRGICOS

O nó cirúrgico é vital para a arte da sutura. Os fios de sutura são entrelaçados para formar um nó. O nó deve ser firme e apertado e não deve ficar sobre a linha da ferida/incisão. É essencial para a segurança do nó e para evitar que este se desfaça inoportunamente, que seja utilizado o nó cirúrgico adequado para o material de sutura específico que está a ser fixado. A segurança do nó pode ser avaliada medindo a força necessária para deslizar ou partir um laço de material de sutura com nó. É importante que o nó fique apertado e mantenha a força durante a fase de cicatrização. O deslizamento ou a rotura do nó antes da cicatrização pode ser prejudicial para a ferida. Em geral, a segurança do nó é maior nas suturas entrançadas e não revestidas devido ao coeficiente de fricção mais elevado. Os nós colocados para a sutura cirúrgica são de conceção simples. Os que são utilizados habitualmente são o nó quadrado, o nó de cirurgião e o nó da avó. Estas três variantes são muito semelhantes entre si e diferem umas das outras apenas em aspectos menores. O tipo de nó que se utiliza para cada material é determinado pelo modo de fabrico de cada tipo de fio. Um nó pode ser feito com um instrumento, como o porta-agulha, ou com a mão.

Nó seguro/quadrado/nó de espiga

Método padrão de nó quadrado ou de recife: É uma técnica de atar especial, uma vez atada, os nós são seguros. Envolve um simples entrelaçamento dos dois fios. Este nó de "meio engate" (um "lançamento" à volta do instrumento) tem de ser complementado com um lançamento adicional semelhante para o tornar seguro. De preferência, o segundo engate deve ser feito na direção oposta, ou seja, se o primeiro for feito no sentido dos ponteiros do relógio, o segundo deve ser feito no sentido contrário. O nó quadrado clássico formado por um engate no sentido dos ponteiros do relógio e outro no sentido contrário ao dos ponteiros do relógio pode ainda ser complementado por mais engates semelhantes em direcções alternadas. No total, devem ser efectuados quatro lançamentos e as extremidades devem ser cortadas ao comprido (Fig. 5.3A).

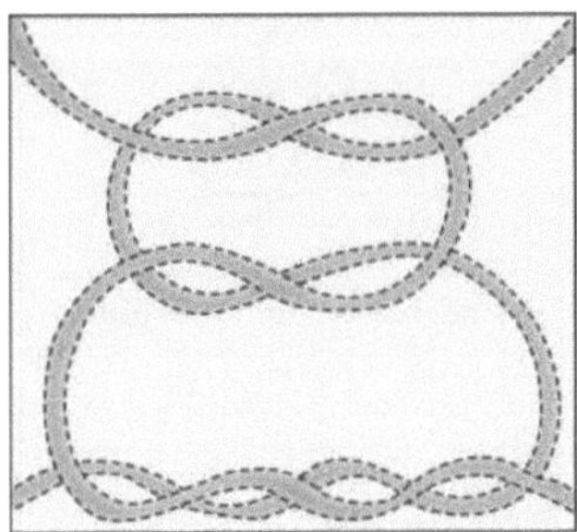

Fig. 6.1 Nó quadrado

Nó de cirurgião

É formado por dois lançamentos da sutura à volta do suporte da agulha na primeira amarração e um lançamento na direção oposta na segunda amarração (Fig. 6.2). Podem ser utilizados materiais de sutura sintéticos reabsorvíveis e não reabsorvíveis para evitar o desatar do nó.

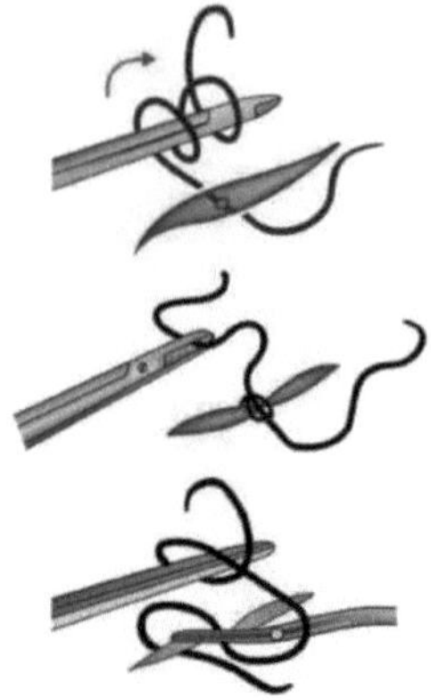

Fig. 6.2 Nó de cirurgião

Nó da avozinha ou nó corrediço

Quando se utiliza material de sutura de seda, catgut crómico ou catgut simples, pode ser utilizado um nó corrediço (nó da avó). Envolve um laço numa direção seguido de um segundo laço na mesma direção e um terceiro laço na direção oposta para enquadrar o nó e mantê-lo seguro (Fig. 6.3).

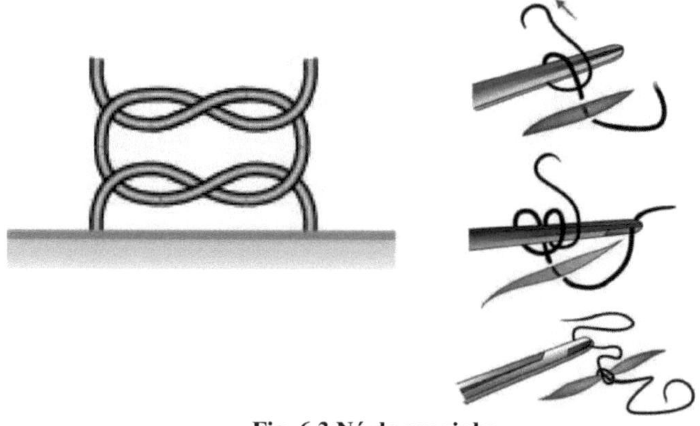

Fig. 6.3 Nó da avozinha

PRINCÍPIOS DA SUTURA DE FERIDAS

Independentemente da técnica específica, devem ser seguidos alguns princípios básicos durante a realização de um procedimento de sutura. Convém recordar que se trata apenas de princípios gerais, que podem ser modificados ou rejeitados em situações específicas, consoante o contexto clínico.

1. A agulha de sutura deve ser segurada com o suporte da agulha a cerca de ¾ da distância da ponta da agulha.
2. O tamanho da sutura selecionada deve ser o mais pequeno possível para segurar bem os bordos da ferida.
3. A ponta da agulha deve entrar no tecido perpendicularmente à superfície do tecido.
4. As penetrações da agulha devem estar a distâncias iguais do bordo da ferida em ambos os lados da ferida. A distância efectiva depende do tamanho da sutura/agulha, mas é geralmente aceite como sendo de 2-3 mm.
5. A passagem da agulha através dos tecidos deve seguir a curvatura da agulha.
6. Quando um dos lados da ferida está fixo aos tecidos subjacentes, deve começar-se por envolver o bordo móvel da ferida.
7. Quando um lado da ferida é mais espesso do que o outro, a extremidade mais fina da ferida deve ser engatada primeiro.
8. Quando um lado é mais profundo e o outro é mais superficial, o lado mais profundo deve ser ativado primeiro.
9. A profundidade de penetração da agulha deve ser superior à distância entre o bordo

da ferida e o ponto de penetração da agulha. Isto assegurará a eversão dos bordos da ferida.

10. As suturas devem assegurar uma aproximação adequada dos tecidos dos bordos da ferida, evitando simultaneamente uma tensão excessiva sobre os tecidos. A tensão excessiva dos tecidos pode provocar o branqueamento, a rutura e a necrose. Caso os bordos não estejam a aproximar-se passivamente, os retalhos podem ser minados para se conseguir uma melhor mobilização, de modo a obter um encerramento sem tensão.
11. O nó deve ficar de um lado da ferida, e não sobre os bordos da ferida.
12. O espaçamento entre as suturas individuais depende do tipo de tecido e do tamanho das suturas. Geralmente colocadas a 3-4 mm de distância, devem ser mais próximas umas das outras em áreas de atividade muscular subjacente e quando as suturas são de menor dimensão.

TÉCNICAS DE SUTURA

Existe um grande número de técnicas disponíveis para suturar uma ferida. Apenas são referidos os métodos mais utilizados.

Factores a ter em conta no material e na técnica específicos

1. Tipo de tecido,
2. Tipo de ferida,
3. Tempo disponível,
4. Requisitos estéticos,
5. Necessidades funcionais,
6. É provável que haja tensão nas feridas.
7. Tempo previsto para a cicatrização dos tecidos

Sutura Simples Interrompida

Uma sutura simples interrompida ("laçada simples") é o método mais comum para suturar uma ferida. Trata-se da forma mais simples de fechar uma ferida. A sutura passa uma vez por cada lado da ferida num laço simples e é depois atada com um nó acima da superfície. São feitos vários laços deste tipo ao longo do comprimento da ferida, resultando em várias suturas independentes que fixam coletivamente os bordos do tecido. A mesma técnica é também frequentemente utilizada para a sutura interna das camadas de tecido [31]. A agulha penetra na superfície a 2-3 mms de distância do bordo da ferida num dos lados e prossegue para o tecido subcutâneo. A curva da agulha é então utilizada para a passar através do tecido subcutâneo no lado oposto. A agulha sai então pela superfície. As etiquetas inicial e final, agora fora dos tecidos, são então atadas num nó. A configuração no interior do tecido tem assim a forma de um laço. Se os lados da ferida forem de profundidade desigual, a agulha deve deslocar-se mais profundamente no lado inferior, mantendo-se superficial no lado superior. Isto ajudará a corrigir a disparidade de profundidade e a assegurar o nivelamento adequado da superfície. Esta técnica é fácil de aprender e empregar. Esta sutura proporciona uma boa resistência à tração e acarreta um risco mínimo de edema da ferida ou de perturbação da circulação. São possíveis vários ajustes ao desenho com este método, dependendo das caraterísticas da ferida. Uma vez que existe uma série de suturas múltiplas, mesmo que uma sutura falhe, as outras podem fornecer força suficiente para manter os bordos da ferida unidos (Fig. 7.1). A principal desvantagem deste método de sutura é a elevada possibilidade de cicatrizes em forma de "carris" causadas pelo crescimento do epitélio nas linhas de sutura. Existe também uma tendência para causar "inversão da ferida" (depressão da superfície no local da ferida) devido à contração dos tecidos durante a cicatrização. A inversão pode ser evitada tornando a configuração da sutura "em forma de frasco" no interior dos tecidos, fazendo com que a agulha se afaste lateralmente da ferida no interior dos tecidos. Quando comparado com as técnicas de sutura contínua, o método interrompido é mais moroso, uma vez que requer a realização de muitos mais nós.

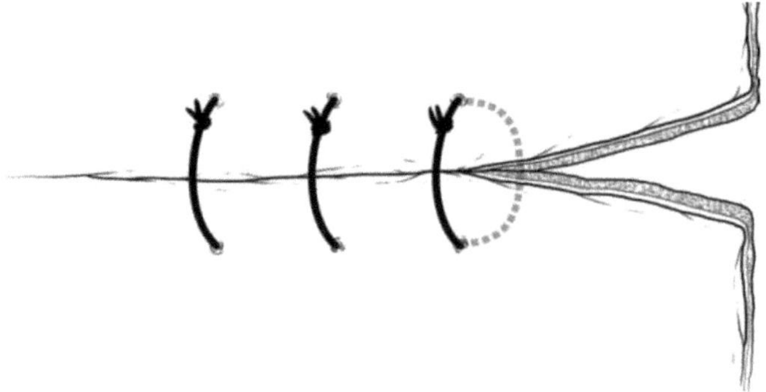

Fig. 7.1 Sutura simples interrompida

Sutura simples enterrada

A sutura enterrada é uma modificação da sutura interrompida simples e é reservada para suturar as camadas de tecido interiores (mais profundas). Na sua essência, trata-se de uma sutura interrompida simples na orientação inversa. A borda da ferida é primeiro reflectida utilizando pinças finas ou ganchos. De seguida, a agulha é inserida na parte inferior da derme de um dos lados. A agulha prossegue então ao longo da sua curvatura para sair no bordo da ferida mais superficial à picada inicial. Em seguida, a agulha perfura o bordo da ferida na derme (perto da superfície) do lado oposto, prossegue numa trajetória que espelha o seu movimento no primeiro lado e sai num ponto mais profundo que corresponde à primeira picada. Embora a amarração seja efectuada no exterior, o nó fica enterrado profundamente nos tecidos à medida que é apertado (Fig. 7.2). Esta técnica é extremamente útil para suturar as camadas interiores dos tecidos antes do encerramento da superfície. Como o nó é enterrado profundamente, não interfere com o fecho das camadas superficiais. Este aspeto é extremamente útil durante o encerramento de feridas faciais cutâneas. Foram observados dois grandes inconvenientes com esta sutura. Uma delas é a formação de covinhas na pele, que normalmente acontece se o arco da sutura envolver inadvertidamente a epiderme. Outro problema é a tendência para a ocorrência de inversão da ferida. Para ultrapassar este problema, podem ser utilizadas pequenas modificações, tais como uma sutura enterrada dérmica recuada ou uma sutura enterrada em colchão vertical. Estas modificações tentam fazer com que os segmentos de sutura em ponte passem a ser mais profundos, resultando assim na eversão da ferida.

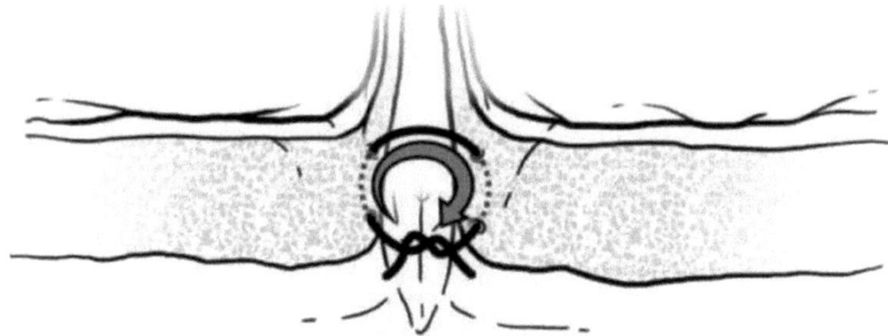

Fig. 7.2 Sutura enterrada simples

Sutura contínua simples

A sutura contínua simples ("laçada contínua", "sutura contínua padrão") é um bom método para o fecho rápido de pequenas feridas. Proporciona uma distribuição uniforme da tensão ao longo de toda a extensão da ferida. Combina muitos dos benefícios das suturas interrompidas simples com a vantagem adicional de um acabamento mais rápido. A técnica é muito simples. A primeira parte segue o mesmo processo de uma sutura interrompida simples. O primeiro nó torna-se o nó de ancoragem para a linha de corrida que se segue. As etiquetas não são cortadas e a etiqueta mais comprida (com a agulha) é utilizada para fazer os restantes laços. A agulha é introduzida de novo nos tecidos, a alguns milímetros do primeiro piercing. Em seguida, a agulha (seguida do fio) atravessa os tecidos numa trajetória paralela à primeira laçada. Quando sai da segunda argola, não é atada. Em vez disso, a laçada é apertada e o fio atravessa obliquamente a ferida e entra novamente na superfície do tecido, a alguns milímetros do segundo piercing. Este processo continua vezes sem conta até se chegar à outra extremidade da ferida. Quando a última laçada atravessa os tecidos, o fio é apenas parcialmente puxado, deixando algum fio solto no lado oposto. A sutura é então atada a este fio solto para o nó final. Desta forma, o material de sutura atravessa a ferida em laçadas repetitivas, e existem apenas dois nós - um em cada extremidade (Fig. 7.3). As vantagens óbvias desta técnica são a rapidez de colocação da sutura e a facilidade de evitar muitos nós. Além disso, se o tecido se alargar num local, a parte restante da sutura pode fornecer alguma folga compensatória. A principal desvantagem é o facto de a integridade de toda a linha de sutura estar investida em apenas dois nós. Qualquer rutura da sutura em qualquer ponto leva a que toda a linha se desfaça. Uma vez que os laços estão em sucessão contínua, não é possível efetuar um ajuste fino do desenho para cada laço. Além disso, uma vez que a tensão é a mesma em todos os laços, as áreas da ferida com maior tensão, normalmente a parte central, podem ter tendência a abrir-se.

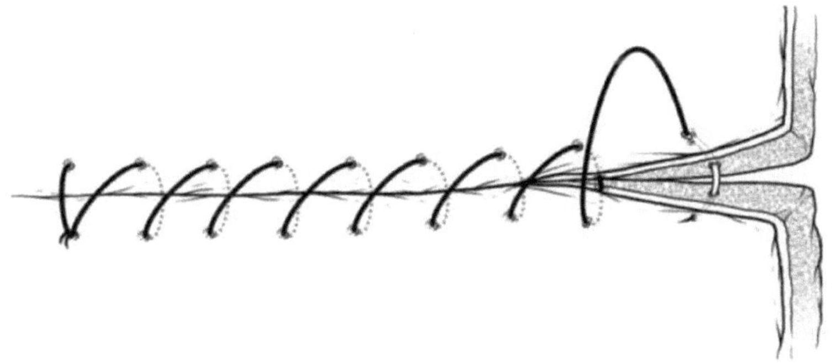

Fig. 7.3 Sutura contínua simples

Sutura contínua com fecho

Esta é uma variação da técnica de sutura contínua simples utilizada para feridas superficiais. Cada laçada da sutura contínua é "fechada" sobre si própria antes de fazer a laçada seguinte. Esta é a técnica de sutura contínua mais popular, especialmente para fechar feridas de grande extensão. Tal como acontece com outras suturas contínuas superficiais, este método é frequentemente utilizado como uma camada superficial depois de as camadas de tecido internas terem sido fechadas. À semelhança da técnica contínua simples, a primeira ansa é passada e o nó é atado. Depois de a segunda laçada ter atravessado os tecidos e saído, a sutura não é imediatamente apertada. A agulha e o fio condutor são obrigados a passar pelo laço anterior. Depois de fazer este "fecho", a sutura é apertada e é então passada para os tecidos para a terceira ansa. O assistente deve manter esta tensão até que a laçada seguinte seja passada. Este processo é repetido para toda a linha de laçadas seguintes (Fig. 7.4). O bloqueio ajuda a alinhar os tecidos numa orientação anatómica adequada, perpendicular à ferida. Existe um efeito hemostático adicional devido à tensão nos tecidos. É mantido um grau uniforme de tensão em todos os laços. Ao mesmo tempo, os fechos de correr desprendem-se parcialmente a tensão nos laços individuais entre si. Assim, até certo ponto, é possível obter um controlo individual da tensão em função do local. Esta técnica herda a principal desvantagem das suturas contínuas simples de estarem dependentes de apenas dois nós, e o risco de perda completa da integridade da sutura em caso de rutura em qualquer ponto. Os fechos, se forem demasiado apertados, podem provocar o comprometimento vascular dos tecidos subjacentes.

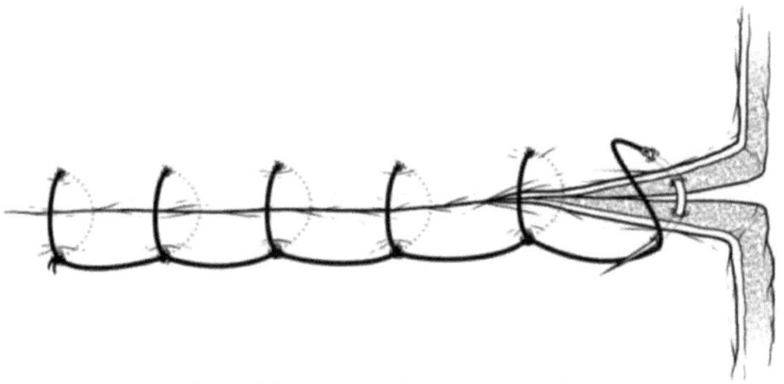

Fig. 7.5 Sutura contínua de bloqueio

Sutura de colchão vertical

A sutura vertical em colchão é, em parte, semelhante às suturas interrompidas simples, mas inclui uma ponte de sutura adicional junto ao bordo da ferida. Também conhecida como Sutura de Donati, ou sutura "longe-perto, perto-perto", esta é a técnica de sutura mais frequentemente utilizada para obter a eversão da ferida [32]. Este tipo de sutura é muito popular em cirurgias abdominais e dos membros. A agulha é inicialmente penetrada longe do bordo da ferida (cerca de 6 mm) e, em seguida, prossegue através do tecido mais profundo para o lado oposto e emerge a uma distância igual do bordo. A agulha é então reinserida num ponto mais próximo (2-3 mm) do bordo da ferida no próprio segundo lado. É então rodada superficialmente através dos tecidos e sai do outro lado num ponto próximo correspondente. Isto resulta numa ponte dupla da ferida, uma profunda nos tecidos e outra superficial e mais próxima do bordo da ferida. Assim, ambas as etiquetas do fio estão agora num dos lados da ferida. São atadas suavemente (Fig. 7.6). A principal vantagem desta sutura é a eversão da ferida resultante. Espera-se que esta eversão compense a contratura prevista que ocorre ao longo da margem da ferida. Como a sutura está a ligar a ferida duas vezes, a força de ligação é maior. A eliminação do espaço morto é outra vantagem óbvia. O fio de sutura não passa pelo bordo da ferida na superfície, minimizando a possibilidade de marcas de trajeto. Por outro lado, quase nunca se consegue uma aproximação fina do bordo da ferida com esta sutura. Um aperto excessivo pode levar a uma sobreconstrição e, por vezes, à exposição da área cruenta. Isto pode exigir a colocação de suturas interrompidas adicionais para obter melhores resultados. O conceito de colchão vertical também pode ser utilizado numa situação de sutura enterrada, assegurando que o fio de sutura mais superficial passa de volta para o primeiro lado num trajeto paralelo à primeira ponte de sutura mais profunda. Isto resultará numa melhor eversão da ferida.

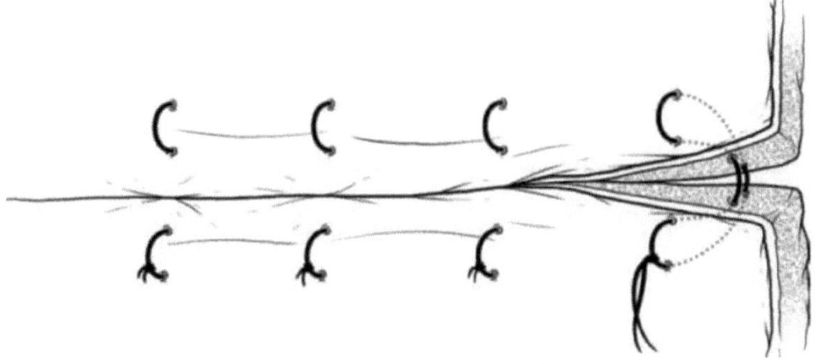

Fig. 7.6 Sutura vertical do colchão

Sutura subcuticular

Trata-se de um fecho de ferida epidérmico, contínuo e maioritariamente enterrado, que é utilizado para o fecho da superfície. As extremidades da sutura saem a alguns metros de distância do canto da ferida. A sutura subcuticular é utilizada apenas depois de as estruturas mais profundas e a derme terem sido bem fixadas com suturas absorvíveis. É popular como uma sutura estética para a face [6]. A sutura pode ser absorvível ou não absorvível, e é geralmente fina (tamanho 5-0 ou 6-0). A agulha é inserida numa das extremidades da ferida, a 2-5 mm de distância do ápice. É passada ao longo da curva para dentro da ferida, onde sai no interior, perto do ápice. De seguida, a agulha é novamente inserida na derme em qualquer um dos lados das paredes do bordo da ferida. De seguida, passa horizontalmente paralela à superfície, seguindo a curva da agulha para sair no interior da ferida a uma pequena distância. O mesmo passo é então repetido no outro lado da ferida. Este processo repete-se até chegar à outra extremidade da ferida, onde a agulha é levada a perfurar o ápice da extremidade mais distante e a sair na superfície. Este último passo é uma imagem em espelho dos passos iniciais. Em seguida, cada uma das etiquetas de sutura de ambos os lados é atada separadamente a si própria. Em alternativa, as etiquetas podem ser fixadas com tiras adesivas, fita cirúrgica ou cola de tecido (Figs. 7.7). A maior vantagem desta técnica é o risco muito reduzido de cicatrizes. A aproximação estreita conseguida na região da derme torna desnecessária uma sutura de superfície adicional. A tensão é alinhada centralmente na ferida e é distribuída uniformemente ao longo de todo o comprimento da sutura. Além disso, esta técnica é muito adequada nos casos em que o material de sutura tem de permanecer no local durante um longo período de tempo. Deixar uma grande quantidade de material estranho no local pode aumentar o risco de reação de corpo estranho e de infeção. Se for utilizado material não absorvível, existe um risco menor de um traço de sutura longo e fino após a remoção. Se for utilizado material absorvível, deve optar-se por uma sutura não tingida para evitar a visibilidade cutânea. Uma técnica incorrecta pode deixar pequenos segmentos de área cruenta exposta, que têm de ser tratados com suturas de superfície adicionais.

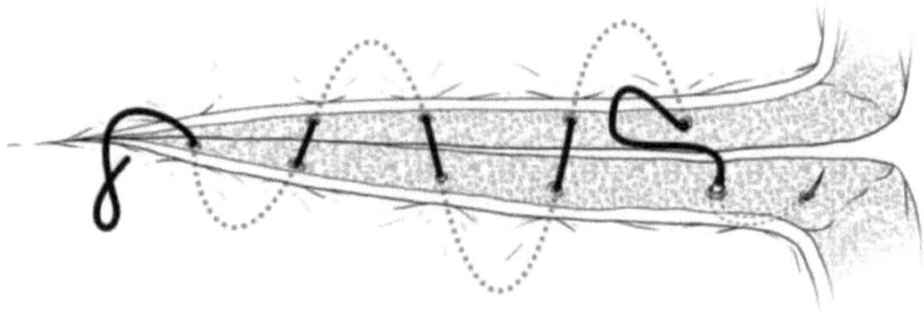

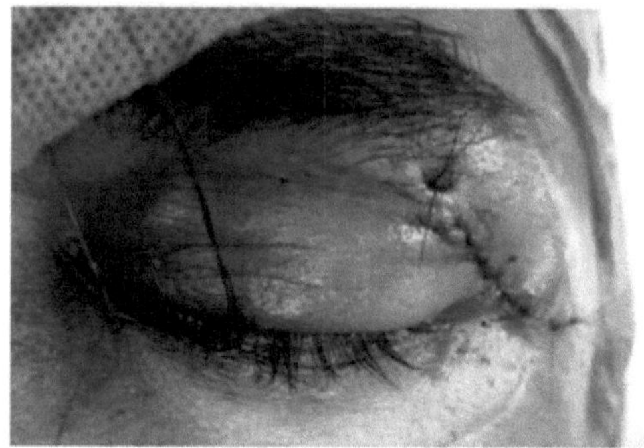

Fig. 7.7 Sutura subcuticular

Sutura com fio de bolsa

Trata-se essencialmente de uma modificação da sutura contínua simples e destina-se a reduzir o tamanho de um defeito de superfície bidimensional. Não é uma técnica cosmeticamente superior e raramente é utilizada no rosto. O efeito de bolsa provoca um enrugamento do tecido cutâneo circundante. No entanto, este é um método eficaz para reduzir a área da ferida. Também pode ser utilizado para obter hemostase. Em primeiro lugar, os bordos da ferida do defeito têm de ser refrescados e sublinhados. A agulha e a linha são passadas ao longo do bordo do defeito, numa trajetória paralela ao bordo da ferida. Em seguida, continua numa série de voltas ao longo do bordo da ferida superficial ao longo de toda a sua circunferência. Quando o fio completa a distância total e chega perto da entrada inicial da agulha, é esticado, levando ao fecho total ou parcial da ferida. Em seguida, as etiquetas são atadas (Fig. 7.8).

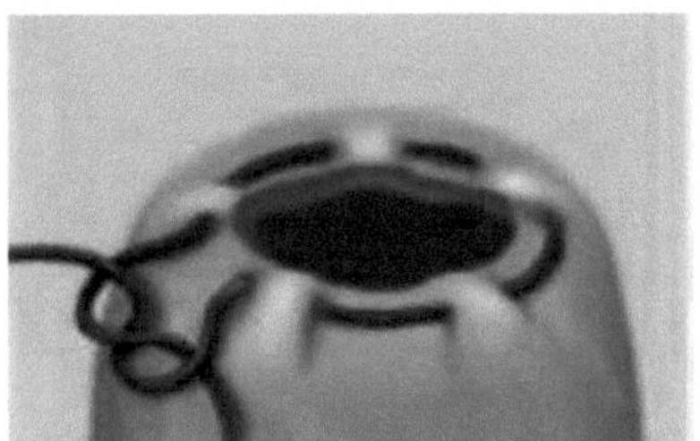

Fig. 7.8 Sutura com fio de bolsa

Sutura de três pontos

Também conhecida como "tip stitch" ou "half-buried horizontal mattress suture", esta técnica é utilizada para gerir uma situação em que três extremidades do tecido têm de ser suturadas em conjunto. Na cirurgia maxilofacial, esta situação ocorre durante a reparação de lacerações em forma de V e durante o fecho de retalhos com cantos afiados (como o retalho triangular no bordo do vermelhão para a reparação da fenda labial). É utilizado o fio de sutura de superfície, ou seja, 6-0 para a face e 3-0 para o couro cabeludo. A agulha é introduzida primeiro num dos lados da ferida que não é o retalho. Segue a curva da agulha para sair no aspeto interior da ferida. A próxima inserção de tecido é na derme superficial da ponta do retalho. Depois, a agulha passa horizontalmente e sai através da derme do outro lado da ponta do retalho. Depois de sair da ponta do retalho, volta a entrar na derme do lado sem retalho no outro lado e sai através da pele num ponto correspondente à entrada inicial. As etiquetas são depois atadas com um nó (Fig. 7.9).

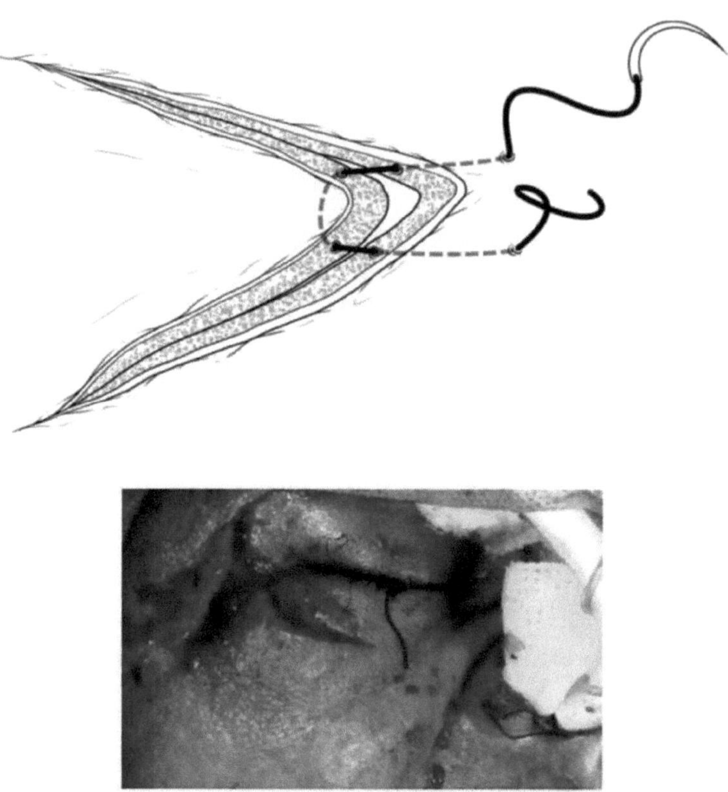

Fig. 7.9 Sutura de três pontos

Sutura de Suspensão/Frost

A sutura de Frost é uma sutura temporária de suspensão da pálpebra, utilizada para assegurar a colocação correta da pálpebra inferior durante o período pós-operatório [35]. Após o encerramento da incisão da pálpebra inferior, é efectuada uma picada de agulha na placa tarsal ou imediatamente inferior a esta. Em seguida, uma segunda picada é feita logo acima da sobrancelha, assegurando a posição anatómica e o alinhamento da pálpebra inferior. Estas etiquetas são depois atadas ou fixadas com fitas ou cola de tecido (Fig. 7.10). Estas suturas podem ser removidas no terceiro dia pós-operatório, mas devem ser mantidas durante mais tempo se tiver havido um traumatismo significativo dos tecidos.

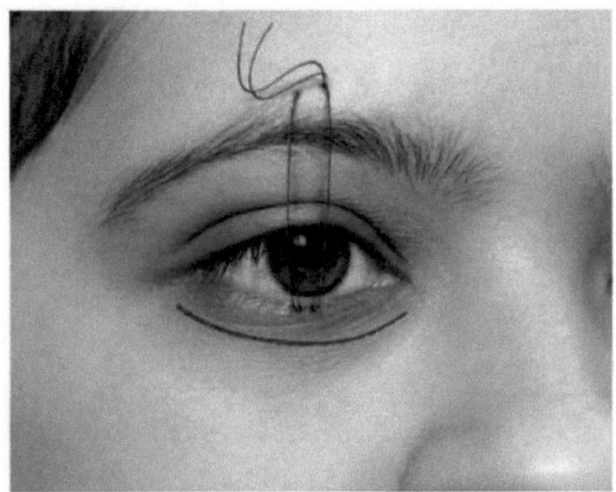

Fig. 7.10 Sutura de suspensão/Frost

Sutura de ancoragem do dreno

Na cirurgia são utilizados diferentes tipos de drenos, como o dreno de borracha ondulada, o dreno de sucção, o dreno intercostal, etc. Após a inserção do dreno, é necessário fixá-lo firmemente ao corpo para evitar a sua deslocação. O meio mais comum de fixar os drenos é o método da liga romana, que utiliza suturas de seda. Começa-se por dar uma dentada forte na pele perto do local de entrada do dreno. Depois de fazer um nó, os dois pontos de sutura rodeiam o tubo de drenagem numa série de voltas. Pode ser dado um nó após cada 2 ou 3 voltas à volta do tubo. O grande número de voltas à volta do tubo aumenta a fricção, mantendo o tubo em posição sem se deslocar (Fig. 7.11). Outras técnicas que foram descritas incluem a utilização de sutura de nylon, alfinete de segurança, clipe de drenagem, adesivos e Tie-lok.

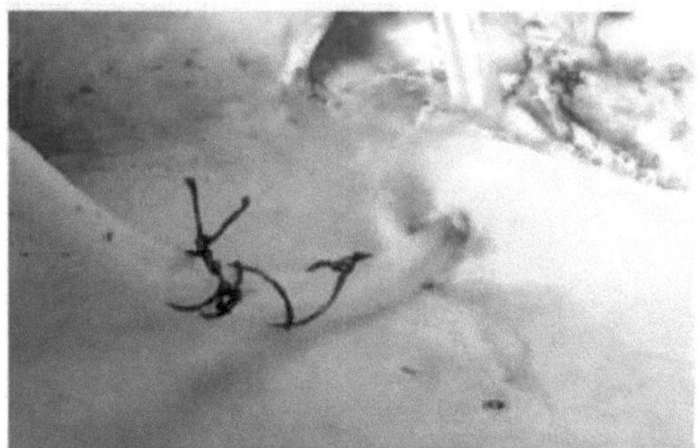

Fig. 7.11 Sutura de ancoragem do dreno

SUTURA DENTOALVEOLAR

Os tecidos e o ambiente cirúrgico na região dentoalveolar são diferentes de outras partes do corpo. Consequentemente, os requisitos para o encerramento de feridas também são diferentes.

O encerramento de feridas na cirurgia dentoalveolar envolve a sutura em situações como

1. Sutura de retalhos vestibulares e/ou linguais no seu lugar após cirurgia dentoalveolar à volta de dentes ou acessórios de implantes.
2. Fecho da ferida após extração dentária.
3. Fecho de retalho em rebordo edêntulo.

Na maioria dos casos, a passagem da agulha é feita através da mucosa queratinizada com pouco ou nenhum tecido subcutâneo, o que evita a necessidade de fecho em várias camadas. A presença de dentes ou de uma coroa artificial num dos lados do retalho obriga o cirurgião a inovar no desenho básico da sutura. Outra diferença é quando a ferida de extração é fechada - a ferida é normalmente fechada apenas nos bordos e é deixada aberta no meio. Além disso, o local da sutura terá de suportar um ambiente desafiante com a presença de saliva, materiais alimentares e um meio muito dinâmico onde abundam os movimentos da língua e as forças mastigatórias [33]. Se a gengiva marginal não estiver envolvida no retalho (como num retalho semilunar), os modelos de encerramento de feridas não são normalmente diferentes dos modelos cutâneos gerais que foram discutidos na secção anterior.

Sutura Simples Interrompida (Sutura Interdental)

Como em qualquer caso de fechamento de feridas, a sutura simples interrompida é o principal suporte para o fechamento de retalhos dentoalveolares [34]. Em geral, envolve a sutura das papilas interdentais separadas. A agulha passa da face vestibular do retalho vestibular, emerge no interior do retalho e passa entre as raízes dentárias para entrar na face interna do retalho lingual. Ao perfurar o retalho lingual e emergir através da mucosa, a agulha é virada para trás e é levada de volta através da região interdental para o lado bucal. Os dois pontos de sutura são então atados. Assim, o nó permanece no lado bucal e é acessível para remoção. Se apenas um retalho (geralmente vestibular) tiver sido levantado, a agulha ainda pode passar através do retalho lingual anexado e o desenho da sutura permanece o mesmo. Também nas feridas pós-extração, o procedimento é o mesmo, e o espaço do alvéolo dentário não é totalmente fechado.

Sutura Inversa Interrompida

Nesta sutura interrompida modificada, a direção da agulha é invertida para envolver a papila lingual. Depois de passar pela papila vestibular e atingir o lado lingual, a orientação da agulha é invertida e é feita para entrar na papila lingual a partir do exterior (lado lingual). A agulha sai do retalho pelo interior, passa para o lado bucal e é depois atada.

Assim, ambas as papilas são envolvidas numa orientação "de fora para dentro", terminando numa formação em forma de oito no plano vertical (Fig. 8.1). Esta técnica é especialmente útil nos casos em que ambos os retalhos vestibular e lingual são levantados durante a cirurgia, como nas cirurgias periodontais.

Fig. 8.1 Sutura de inversão interrompida

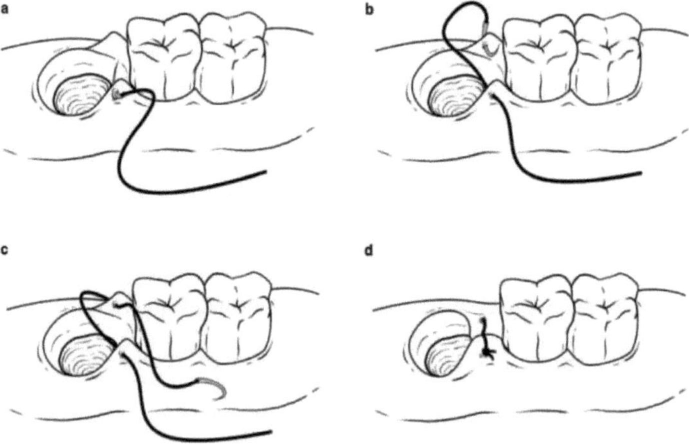

Sutura de colchão vertical

A técnica do colchão vertical na cirurgia dentoalveolar é uma modificação da técnica de fixação de papilas com interrupção simples. Após a passagem inicial da agulha através das papilas vestibular e lingual, a agulha é virada para trás e dá uma pequena picada na ponta da papila lingual antes de passar novamente para o lado vestibular. Em seguida, perfura novamente a ponta da papila vestibular antes de dar o nó. Embora esta técnica ajude a pressionar a papila para o espaço interdentário, não é uma técnica popular devido à dificuldade em obter uma mordida sólida na ponta da papila sem "cortar". Obviamente, é necessário utilizar uma agulha atraumática com uma linha pequena (4-0 ou mais pequena) para este fim.

Sutura de colchão horizontal

Esta é uma técnica de sutura bidimensional em que o fio de sutura é espalhado de forma horizontal nos tecidos. Não é muito popular para a sutura cutânea geral, mas é especialmente útil na cirurgia dentoalveolar. Ao fechar retalhos em áreas edêntulas, a agulha passa primeiro por ambos os retalhos. De seguida, é reinserida no retalho do mesmo lado, a uma pequena distância do ponto de saída anterior. A agulha reinserida passa agora por ambas as abas e sai a uma distância semelhante do ponto de entrada inicial. As duas etiquetas de linha, agora do mesmo lado, são atadas uma à outra (Fig. 8.2).

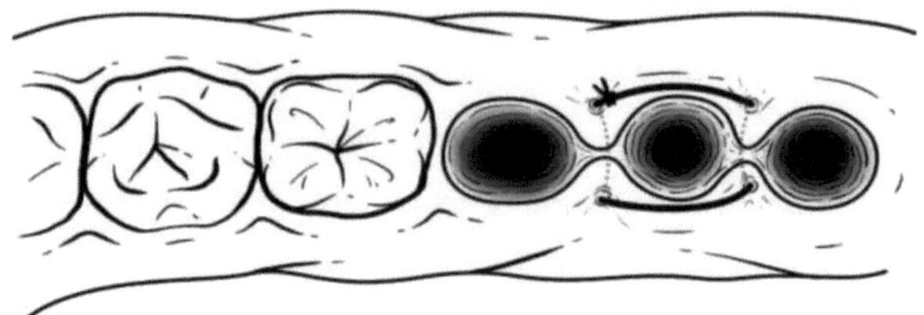

Fig. 8.2 Sutura horizontal do colchão

Em áreas dentadas, esta técnica sutura duas papilas adjacentes, eventualmente atando quatro segmentos de papila à volta de um dente de forma quadrada horizontal. Para fechar feridas de extração, apenas as papilas são aproximadas e o espaço do alvéolo dentário não é completamente fechado. A vantagem desta técnica é que uma única sutura horizontal em colchão funciona como duas suturas interrompidas separadas, ajudando assim a reduzir o número de suturas. Comprime a ferida a partir dos quatro cantos e ajuda na hemostase. Também resulta num certo grau de eversão da ferida.

Modificação do colchão horizontal: Sutura de ancoragem dentária

Nesta modificação, a sutura não passa através dos tecidos moles linguais. Depois de passar pela papila vestibular, a sutura passa pela região interdental para o lado lingual. Sem envolver a papila lingual, contorna o dente e volta para o lado vestibular através do espaço interdentário do outro lado. De seguida, envolve a papila vestibular antes de ser atado. Desta forma, fixa a papila ao osso utilizando o dente como "âncora". Esta técnica também pode ser utilizada de forma inversa, em que apenas a papila do lado lingual é envolvida e as papilas do lado vestibular não são perfuradas.

Modificação horizontal do colchão: Sutura da funda do colchão

Esta técnica tenta combinar os benefícios da sutura em colchão vertical com os da sutura em colchão horizontal. A técnica básica é semelhante à do colchão horizontal, mas a etiqueta final volta a entrar na papila vestibular na ponta e percorre um caminho inverso à volta do dente para sair perto da entrada inicial. Desta forma, assegura o envolvimento de ambas as papilas vestibulares numa forma de colchão vertical.

Modificação do colchão horizontal: Sutura em figura de oito (Sutura de colchão cruzado/Sutura cruzada)

A sutura em figura de oito é a modificação mais popular da técnica do colchão horizontal. Esta é utilizada principalmente no encerramento de feridas de extração e nunca na presença de dentes no local da ferida. A agulha penetra primeiro na papila vestibular de um lado e depois na papila lingual. Em seguida, o fio atravessa o local desdentado e a agulha é invertida na orientação para perfurar a papila vestibular do outro lado a partir do exterior (lado bucal) para passar através da papila lingual e sair no lado lingual. Em seguida, o fio passa através do local a ser atado com a etiqueta inicial. A sutura termina assim com o aspeto do material de sutura a atravessar o local da ferida em forma de "cruz" (Fig. 8.3). Muitos cirurgiões consideram que a sutura em forma de oito é a forma mais completa de suturar um local de extração de um único dente.

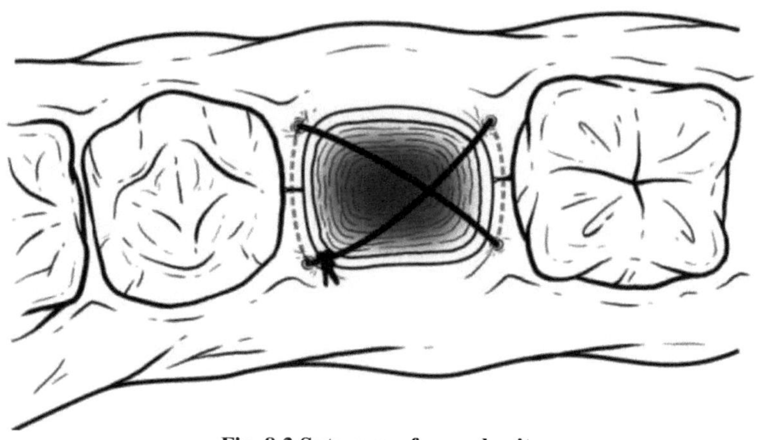

Fig. 8.3 Sutura em forma de oito

Este método assegura uma tensão uniforme sobre os tecidos a partir dos quatro cantos, o que permite efetivamente constringir a ferida. Existe também um efeito positivo na hemostase, devido à tensão sobre o retalho e à sua presença, uma barreira mecânica à perda de coágulos.

Sutura contínua simples

As suturas contínuas são quase exclusivamente utilizadas para situações edêntulas, incluindo o encerramento pós-extração. Depois de fazer um nó de sutura interrompido convencional, a etiqueta mais longa não é cortada e é utilizada para fazer uma série de "laços contínuos" que se aproximam do par de papilas seguinte, uma após a outra. Deve manter-se uma tensão suave no fio para manter as laçadas apertadas enquanto a agulha passa pelo tecido seguinte. Não se fazem nós em cada laçada, mas apenas na outra extremidade da ferida longa. Alguns cirurgiões preferem dar um nó após 3 ou 4 laçadas. No final, a parte da sutura que passa através dos tecidos internos fica perpendicular à ferida e as partes superficiais e expostas ficam ao longo da ferida de forma oblíqua. As suturas contínuas poupam tempo e esforço ao fechar feridas de grande extensão. Também assegura uma distribuição uniforme da tensão ao longo da ferida. A desvantagem óbvia é o facto de que, se um laço ou parte da sutura for comprometido (por desamarrar, cortar ou soltar), toda a linha de sutura se solta.

Sutura de fecho contínuo

A sutura de bloqueio contínuo é uma sutura contínua na qual é incorporado um "bloqueio" passando o fio por baixo do laço anterior antes de ser puxado através do tecido. É importante continuar a manter a tensão nos laços anteriores à medida que a agulha faz a passagem seguinte através do tecido (Fig. 8.4). Esta técnica assegura uma melhor orientação das suturas em relação à ferida. As partes superficiais e expostas da sutura são orientadas perpendicularmente à ferida, conduzindo a uma melhor aproximação anatómica da ferida.

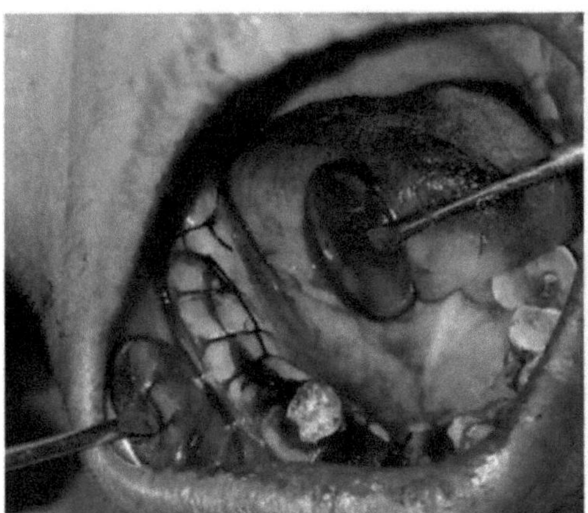

Fig. 8.4 Sutura de fecho contínuo

OUTROS MÉTODOS DE FECHO DE FERIDAS

ETAPAS

A utilização de agrafos especializados para o encerramento de feridas foi popularizada em 1900 pelo cirurgião húngaro Hümér Hültl, conhecido como o "pai do agrafamento cirúrgico". Em comparação com a sutura, o agrafamento cirúrgico é um método mais rápido para fechar a pele em feridas de grandes dimensões e a resposta inflamatória é relativamente menor. Os agrafos permitem uma boa eversão do bordo da ferida sem estrangular o tecido. É um excelente método a empregar em casos que requerem um fecho rápido da ferida e em que a estética não é uma preocupação importante [36] (Fig. 9.1).

Embora inicialmente fossem utilizados agrafos de titânio, quase todas as ferragens actuais são de aço inoxidável. No entanto, o titânio mantém as vantagens de ser biocompatível e compatível com a ressonância magnética.

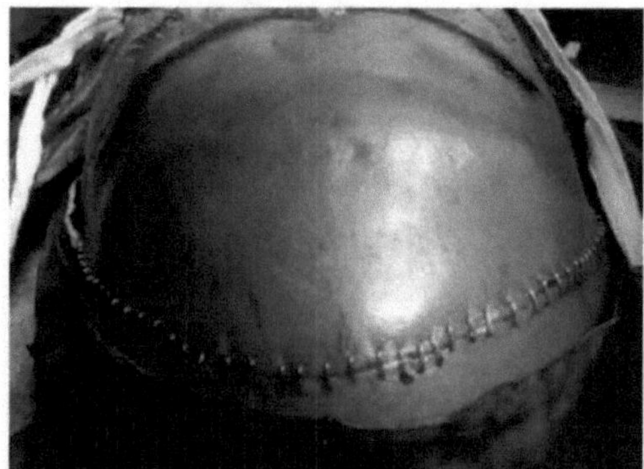

Fig. 9.1 Agrafos

Estão também disponíveis agrafos bioreabsorvíveis, à base de ácido poliglicólico. O próprio dispositivo agrafador pode ser de aço inoxidável (reutilizável) ou de plástico (descartável), no qual podem ser carregados os cartuchos de agrafos descartáveis.

Na cirurgia maxilofacial, os agrafos são frequentemente utilizados para fechar feridas no couro cabeludo e no pescoço incisões, após o fecho das camadas internas com suturas convencionais. Os agrafos são também populares na cirurgia reconstrutiva para fixar enxertos de pele e para fechar os locais dadores de retalhos. Não são geralmente utilizados para fechar feridas faciais, uma vez que existe uma tendência para produzir cicatrizes do tipo "carris". Os agrafos cutâneos são removidos ao fim de 7-10 dias com um dispositivo especializado de remoção de agrafos.

Fitas

São utilizados diferentes tipos de fitas adesivas cirúrgicas para efetuar o encerramento da ferida, para reduzir a tensão em feridas suturadas e para reforçar o local da ferida após a remoção da sutura (Fig. 9.1). As indicações deste método para o encerramento de feridas em si são limitadas. As fitas podem ser utilizadas para fechar lacerações superficiais em que a tensão dos tecidos é mínima. Também são utilizadas no encerramento da camada superficial após terem sido utilizadas suturas dérmicas enterradas para aproximação do bordo da ferida e redução da tensão. Uma indicação importante é a sua utilização como reforço e proteção adicional sobre feridas suturadas.
As vantagens da utilização de fitas para o encerramento de feridas são

(a) São rápidos e fáceis de realizar.

(b) A aplicação da fita é indolor (a ansiedade e o desconforto do doente são mínimos).

(c) São evitadas cicatrizes residuais do trajeto da sutura.

(d) Não é necessário efetuar uma visita de revisão para remover a fita.

(e) As fitas, sendo não invasivas, são menos propensas a infecções do que outros métodos.

(f) São adequados para a pele fina e frágil dos idosos e dos bebés.

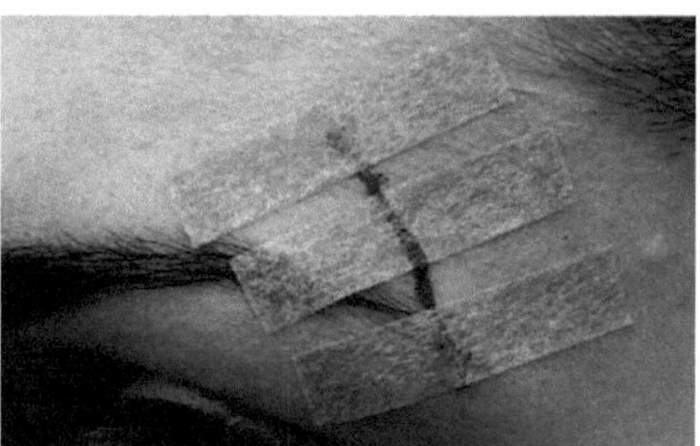

Fig. 9.2 Fitas

Por outro lado, existem limitações significativas à utilização de fitas para fechar feridas. A contraindicação mais óbvia é uma área sob tensão significativa. As fitas são difíceis de aplicar em superfícies altamente convexas, feridas irregulares e em áreas de laxidez dos tecidos. Não se fixam bem em superfícies húmidas (por exemplo, na mucosa oral). Podem soltar-se facilmente em zonas com pêlos e com tendência a transpirar. Estas fitas são normalmente feitas de material sintético reforçado com um adesivo hipoalergénico e são porosas para as tornar "respiráveis" para a pele. Alguns produtos são elásticos para ter em conta a tensão do edema, enquanto outros incorporam antibióticos para reduzir a incidência de infeção do local da cirurgia. As modificações do encerramento de feridas com fita adesiva incluem a incorporação de um mecanismo de fecho de correr e de um clipe, ambas as técnicas concebidas para unir os bordos da ferida para uma melhor aproximação.

Adesivos

A utilização de adesivos de tecido é uma forma eficiente de fechar feridas em casos selecionados. Tal como as fitas cirúrgicas, os adesivos tecidulares podem ser utilizados para aproximar feridas que não necessitem de encerramento em camadas profundas e que não tenham uma tensão significativa nos bordos [37]. Todos os adesivos tecidulares atualmente disponíveis são quimicamente cianoacrilatos (ésteres de ácido cianoacrílico). Estes compostos foram descobertos por Ardis em 1949 e foram utilizados pela primeira vez em cirurgia por Coover em 1959. São quimicamente semelhantes aos metacrilatos, sendo a única diferença o grupo metilo (CH3) substituído pelo grupo ciano/nitrilo (CN). A água presente na superfície da pele ou da mucosa ativa os grupos acrilo na resina para polimerizar rapidamente e formar cadeias longas e fortes. Atualmente, estão disponíveis para utilização clínica três tipos de adesivos tecidulares: o 2-octilcianoacrilato, o N-butil-2-cianoacrilato e o 2-cianoacrilato de isoamilo [40]. A adesão envolve dois mecanismos: o encaixe mecânico nas irregularidades da superfície e a ligação covalente química com os grupos amina nucleofílicos nas superfícies da pele.

Os adesivos tecidulares são utilizados principalmente para tratar lacerações superficiais da pele (que não ultrapassam a derme) e para o encerramento da superfície depois de as camadas mais profundas terem sido fixadas com suturas. Outras indicações incluem a estabilização de fragmentos ósseos durante a colocação de placas, a selagem de fugas de LCR e perfurações sinusais, a fixação de enxertos, a realização de reanastomoses de nervos periféricos e o encerramento de retalhos dentoalveolares [38]. São também amplamente utilizados para obter hemostase em locais cirúrgicos e como cobertura biológica em úlceras. As contra-indicações relativas incluem feridas sobre ou perto de articulações e feridas sob tensão cutânea estática ou dinâmica significativa. Além disso, as feridas provocadas por mordeduras de animais, as feridas esmagadas e as feridas em áreas de elevada fricção, bem como as feridas com bordos mucocutâneos cruzados, não são consideradas adequadas para um encerramento com adesivos.

O procedimento de utilização dos adesivos tecidulares para o encerramento de superfícies implica uma limpeza minuciosa e hemostase. Embora a humidade seja um pré-requisito para a adesão, a presença de água ou sangue em excesso no local é prejudicial para um bom resultado. A superfície é seca antes da aplicação do adesivo em, pelo menos, três a quatro camadas finas ao longo do comprimento da superfície da ferida. É aconselhável estendê-la cerca de 5-10 mm de cada lado da ferida. Os bordos da ferida são mantidos juntos durante pelo menos 1 minuto enquanto o adesivo seca. As principais vantagens dos adesivos tecidulares em relação a outros métodos de encerramento de feridas são a rapidez e a aplicação indolor [39]. Além disso, as cicatrizes do trajeto da sutura são evitadas, conduzindo a um resultado cosmético muito melhor. O risco de infeção no local da sutura também é menor. O material desprende-se em 5-10 dias, à medida que a pele se desprende.

A desvantagem óbvia é que não pode ser utilizado em zonas de tensão. Além disso, existe um pequeno risco de toxicidade e de reacções de corpos estranhos. Se os dedos com luvas, a gaze ou os instrumentos de plástico do médico entrarem em contacto com o adesivo tecidular durante a aplicação, estes materiais podem aderir à pele do doente.

Sutura sem nó [43]

O dispositivo de sutura sem nós é constituído por pequenas farpas ao longo de toda a sua superfície, que surgem em direcções opostas de cada lado de um segmento central não farpado (Fig. 9.3). Os segmentos periféricos com farpas são designados por braços, enquanto o segmento central sem farpas é designado por ponto de transição. A inserção de suturas é facilitada por agulhas enroladas em ambos os lados da sutura. A sutura está disponível nas formas monofilamentosa reabsorvível (PDS ou PGA-PLA) e não reabsorvível (nylon ou polipropileno) em tamanhos variáveis (5-0 a 2-0) e comprimentos (3,5 X

3,5 cm a 45 X 45cm), que podem ser tingidos ou não tingidos. O diâmetro efetivo do núcleo de uma sutura farpada é menor em comparação com uma sutura Vicryl de tamanho semelhante, devido às farpas cortadas ao longo do eixo longitudinal do material de sutura [41,42]. No entanto, uma sutura farpada de tamanho 0 é igual a uma sutura lisa de tamanho 2-0 em termos de resistência à tracção3 , porque o processo de atadura resulta em

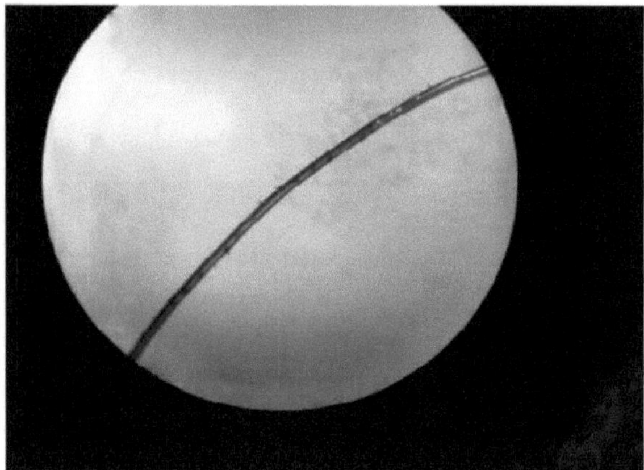

Fig. 9.3 Sutura sem nó

A deformação do material de sutura liso que eventualmente reduz a sua resistência à tração em 35 - 95% [42]. Além disso, estudos estabeleceram que o nó e a sutura adjacente constituem a parte mais fraca de qualquer sutura. Existem também diferenças no tempo de absorção de massa entre suturas farpadas e lisas; PDS farpado - 180 dias, tripa crómica - 180 dias e Vicryl - 56 a 70 dias. As agulhas são de ponta de diamante, disponíveis em 1/2 e 3/8 de círculo, com 11 a 48 mm de comprimento e diferentes arestas de corte - corte inverso, corte inverso de precisão, ponta cónica, corte reto.

CONCLUSÃO

O tratamento de feridas envolve principalmente medidas para garantir que a ferida cicatriza rapidamente sem passar por situações adversas, como infecções. Juntamente com o desbridamento mecânico, a medicação antibiótica e os pensos, os vários métodos de encerramento de feridas constituem a base das práticas de tratamento de feridas. Dependendo das necessidades do doente e do tipo de ferida, deve escolher-se entre uma grande variedade de materiais e técnicas para efetuar um encerramento eficaz da ferida.

A evolução do material de sutura proporcionou aos dentistas avanços em suturas concebidas para procedimentos cirúrgicos específicos. Com os procedimentos cirúrgicos sofisticados utilizados diariamente, existe uma maior necessidade de conhecimento relativamente aos vários tipos de armamento de sutura disponíveis para ajudar a obter um encerramento ótimo da ferida. O sucesso de procedimentos sensíveis à técnica, tais como a terapia periodontal convencional, a terapia de implantes dentários, a microcirurgia mucogengival, a cirurgia plástica cosmética periodontal, a regeneração de tecidos duros e/ou moles e o tratamento excisional de tecidos patológicos, depende do conhecimento e da competência do médico na execução de suturas adequadas para um encerramento ótimo da ferida. As recentes inovações nos materiais de sutura não só eliminam algumas das dificuldades anteriormente encontradas durante o encerramento cirúrgico, como também diminuem o potencial de infecções pós-operatórias.

O conhecimento da sutura, das agulhas (tipo, tamanho, forma), dos instrumentos e das técnicas é absolutamente necessário para se ser um cirurgião competente. Não existe uma sutura superior às outras em todos os aspectos. As diferenças em termos de reação dos tecidos e de adesão bacteriana entre suturas devem ser sempre consideradas na seleção do material de sutura adequado. O manuseamento delicado e adequado dos tecidos moles durante as várias técnicas de sutura pode garantir uma cicatrização óptima dos tecidos e um resultado estético elevado. Quando é necessário suturar para fechar uma ferida, os dentistas devem estar cientes das caraterísticas do material de sutura para que possa ser selecionado o material mais adequado, e a técnica utilizada deve proporcionar eficácia e facilidade. Os autores recomendam frequentemente que os médicos dentistas que realizam rotineiramente cirurgia dentoalveolar, como a extração de dentes, devem ter pelo menos um tipo de sutura absorvível e um tipo de sutura não absorvível prontamente disponíveis no seu material operatório. Normalmente, o fio de sutura crómico 3-0 ou 4-0 e o fio de seda 3-0 ou 4-0 podem ser utilizados com êxito para fechar praticamente qualquer tipo de ferida intra-oral após cirurgia dentoalveolar, devido à sua finura no tecido introral.

BIBILIOGRAFIA

1. Conceitos de cicatrização de feridas na prática clínica da OMFS. Shruti Chhabral, Naveen Chhabra, Avneet Kaur, Niti Gupta1. J. Maxillofac. Oral Surg.

2. Robert Gassner MD, DMD, PhD. Materiais para fechamento de feridas. Oral Maxillofacial Surg Clin N Am 14 (2002) 95- 104

3. Kasi Ganesh S, Elavenil P, Sharma A, Raja VB K, Knotless suture for wound fechamento em cirurgia intraoral - Relato de dois casos, Journal of Oral and Maxillofacial Surgery (2018).

4. Fattahi TT. Uma visão geral das unidades de estética facial. J Oral Maxillofac Surg. 2003;61(10):1207-11.

5. Seddon HJ, Medawar PB, Smith H. Rate of regeneration of peripheral nerves in man (Taxa de regeneração dos nervos periféricos no homem).
J Physiol.1943;102:191-215.

6. Sunderland S. A classification of peripheral nerve injuries producing loss of function (Classificação das lesões dos nervos periféricos que provocam perda de função).
Cérebro. 1951;74:491-516

7. Rank BK, Wakefield AR. Surgery of repair as applied to hand injuries. London: Livingstone; 1960.

8. Stefanopoulos PK, Tarantzopoulou AD. Feridas faciais por mordedura: atualização da gestão. Int J Oral Maxillofac Surg. 2005;34(5):464-72.

9. Janis JE. Essentials of plastic surgery. 2ª ed.. Boca Raton, FL: Quality Medical;

2014. p. 316-21, 382-5, 390, 480.

10. Frodel JL, Holt GR, Larrabee WF Jr, et al. Facial plastic and reconstructive surgery.
In: Papel ID, editor. 4th edn. New York: Thieme; 2016. p. 754-65.

11. Peterson LJ, Ellis E, Hupp JR, Tucker MR. Contemporary Oral and Maxillofacial Surgery (Cirurgia Oral e Maxilofacial Contemporânea). 4th ed: Mosby Elsevier; 2003.

12. Wikesjo UME, Nilveus RE, Selvig KA. Significado dos eventos de cicatrização precoce na reparação periodontal: A Review. J Periodontol 1992; 63: 158-165.

13. Mohan H. Essential Pathology for Dental Students (Patologia essencial para estudantes de medicina dentária). 2nd ed: Índia Jaypee brothers medical publishers; 2002.

14. Kumar V, Cotran RS, Robbins SL. Robbin's Basic Pathology. 7th ed: Pennsylvania saunders; 2003.

15. Messadi DV, Bertolami CN. General Principles of Healing Pertinent to the Periodontol Problem. Dent Clin N Am 1991; 35: 443-457.

16. Textbook of Oral and Maxillofacial Surgery for the Clinician (AOMSI) - Krishnamurthy Bonanthaya Elavenil Panneerselvam , Suvy Manuel, Vinay V. Kumar, Anshul Rai

17. Mohan H. Essential Pathology for Dental Students (Patologia essencial para estudantes de medicina dentária). 2nd ed: Índia jaypee brothers medical publishers; 2002

18. Chisholm CD. Avaliação e limpeza de feridas. Emerg Med Clin North Am 1992;10(4): 665-72.

19. Hamer ML, Martin CR, Krizek TJ, et al. Análise bacteriana quantitativa de irrigações comparativas de feridas. Ann Surg 1975;181(6):819-22.

20. Hollander JE, Singer AJ. Gestão de laceração. Ann Emerg Med 1999;34(3):356-67.

21. Singer AJ, Hollander JE, Quinn JV. Avaliação e tratamento de lacerações traumáticas.
N Engl J Med 1997;337(16):1142-8

22. Peterson LW. Profilaxia da infeção de feridas. Arch Surg 1945;50(4): 177-83.

23. Hollander JE, Richman PB, Werblud M, et al. Irrigação em lacerações faciais e do couro cabeludo: altera o resultado? Ann Emerg Med 1998;31(1):73-7.

24. Moscati RM, Reardon RF, Lerner EB, et al. Irrigação de feridas com água da torneira. Acad Emerg Med1998;5:1076-80.

25. Moscati R, Mayrose J, Fincher L, et al. Comparação de solução salina normal com água da torneira para irrigação de feridas. Am J Emerg Med 1998;16:379-81.

26. Bansal BC, Wiebe RA, Perkins SD, et al. Água da torneira para irrigação de lacerações. Am J Emerg Med 2002;20:469-72.

27. Hollander JE, Singer AJ. Gestão de laceração. Ann Emerg Med 1999;34(3):356-67.

28. Haury B, Rodeheaver G, Vensko J, et al. Debridement: an essential component of traumatic wound care (Desbridamento: um componente essencial do tratamento de feridas traumáticas). Am J Surg 1978;135(2):238-42.

29. Buckley MJ, Keller JC. Biomateriais emergentes e engenharia de tecidos. Oral Maxillofac Surg Clin North Am. 2002 Feb;14(1):ix.

30. Herford AS, Haug RH. Biomateriais e técnicas emergentes na regeneração de tecidos. Oral Maxillofac Surg Clin N Am.2017;29(1):1-120.

31. Hupp JR. Guia de sutura. Secção 2. J Oral Maxfac Surg. Ago 2015;73(Suppl 1):9-35

32. Kudur MH, Pai SB, Sripathi H, Prabhu S. *Suturas* e técnicas de *sutura* no encerramento da pele.
Indian J Dermatol Venereol Leprol. 2009;75(4):425-34.

33. Koshak HH. Materiais e técnicas de sutura dentária. Glob J Otolaryngol. 2017;12(2):1-
11. GJO.MS.ID.555833.

34. Griffin TJ, Hur Y, Bu J. Técnicas básicas de sutura para a mucosa oral. Clin Adv Periodontics.
2011, Nov;1(3):221-32.

35. Connolly KL, Albertini JG, Miller CJ, Ozog DM. A sutura de suspensão (geada): experiência e aplicações. Dermatol Surg. 2015 Mar;41(3):406-10

36. Iavazzo C, Gkegkes ID, Vouloumanou EK, Mamais I, Peppas G, Fallagas ME. Suturas versus agrafos para a gestão de feridas cirúrgicas: uma meta-análise de ensaios controlados aleatórios. Am Surg. Sept 2011;77(9):1206-21.

37. Tuptis A, Salma I. Selante de fibrina em cirurgia maxilofacial (revisão da literatura). https://www.rsu.lv/en/scientific-papers/fibrin-sealantmaxillofacial-surgery-literature-review. 2015.

38. Kaderi MA, Menaka KB, Metgud RM, Gharat MR, Naik PS, Ajmani JM, et al. Avaliação in-vitro do potencial antibacteriano do tecido de cianoacrilato para o encerramento de feridas intra-orais. J Dent Mater Tech. Sep 2017;6(4):163-9.

39. Oladega AA, James O, Adeyemo WL. Adesivo de tecido de cianoacrilato ou sutura de seda para fechamento de ferida cirúrgica após a remoção de um terceiro molar mandibular impactado: um estudo controlado randomizado. J Craniomaxillofac Surg. 2019 Jan;47(1):93-98.

40. Cianoacrilato para o fecho de feridas intra-orais: A Possibility?, International Journal of Biomaterials Volume 2015, Article ID 165428, http://dx.doi.org/10.1155/2015/165428.

41. Greenberg JA, Clark RM. Advances in Suture Material for Obstetric and Gynecologic Surgery [Avanços no Material de Sutura para Cirurgia Obstétrica e Ginecológica]. *Rev Obstet Gynecol* 2009; 2: 146.

42. Greenberg JA, Goldman RH. Barbed Suture: Uma Revisão da Tecnologia e Usos Clínicos em Obstetrícia e Ginecologia. *Rev Obstet Gynecol* 2013; 6: 107.

43. Kasi Ganesh S, Elavenil P, Sharma A, Raja VB K, Sutura sem nós para o fecho de feridas em cirurgia intra-oral - Um relatório de dois casos, *Journal of Oral and Maxillofacial Surgery* (2018), doi:10.1016/j.joms.2018.03.017.

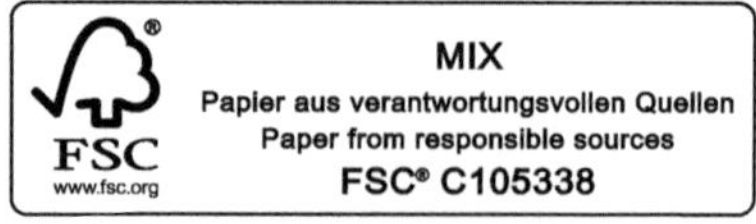

Printed by Books on Demand GmbH, Norderstedt / Germany